RECHERCHES CLINIQUES

SUR L'ÉTIOLOGIE

DES SYPHILIDES MALIGNES PRÉCOCES

RECHERCHES CLINIQUES

SUR L'ÉTIOLOGIE

DES SYPHILIDES

MALIGNES PRÉCOCES

Accompagnées d'observations nouvelles recueillies à l'hôpital Saint-Louis,

PAR

Le Docteur Eugène ORY

ANCIEN INTERNE DES HOPITAUX ET DE LA MATERNITÉ DE COCHIN,
MEMBRE TITULAIRE DE LA SOCIÉTÉ ANATOMIQUE,
CHEVALIER DE LA LÉGION D'HONNEUR.

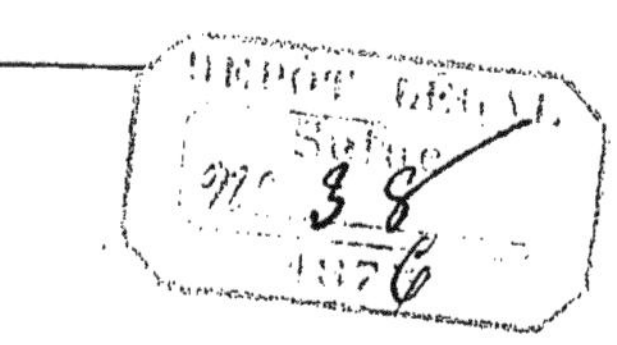

PARIS
LIBRAIRIE J.-B. BAILLIÈRE ET FILS
19, rue Hautefeuille, près du boulevard Saint-Germain.

1876

philitiques de la peau sont des accidents généralement tardifs, dans les syphilis à marche normale.

Je me suis donc cru, par suite, autorisé à recueillir comme des cas de syphilides malignes précoces, tous les faits où je notais une lésion ulcéreuse profonde spécifique de la peau, laissant des cicatrices caractéristiques, s'accompagnant le plus souvent d'un état général grave, et survenue peu de temps après le chancre, et cela, à l'exemple de M. le docteur Dubuc dont voici la classification :

1° Syphilides malignes précoces puro-crustacées ulcéreuses (puro-vésiculeuse de M. Bazin, impétigo confluent, ecthyma profond, rupia) (1);

2° Syphilides malignes précoces, tuberculo-crustacées ulcéreuses;

3° Syphilides malignes précoces tuberculo-ulcérantes gangréneuses (qui sont rares).

Dans le cours de ce travail, je me suis surtout attaché à rechercher des malades que je pouvais étudier et interroger moi-même, et cela pour deux raisons :

1° Parce que dans les faits publiés, l'histoire des antécédents est souvent trop brièvement racontée pour qu'on puisse en tirer des conclusions; 2° parce que le nombre des faits de cette forme de syphilis s'est trouvé être tel, en 1875, à l'hôpital Saint-Louis, que je puis, je l'espère, tirer des conclusions rigoureuses, d'après les observations inédites qui me sont presque toutes personnelles.

(1) M. Hardy, dans ses cliniques, à propos des syphilides pustulo-crustacées, dit : souvent l'éruption commence par une pustule assez large, peu élevée au-dessus de la peau, un peu rude à sa surface et contenant un liquide brun mélangé de pus et de sang. L'épiderme se rompt promptement, il se forme une croûte épaisse inégale, verdâtre, dure, en forme de coquillage. C'est le rupia des auteurs, lequel n'est pour nous qu'une éruption pustuleuse, ecthymateuse chez un individu débilité et cachectique.

Cette forme grave a été nommée souvent : syphilis maligne, galopante, elle se traduit entre autres symptômes par des lésions cutanées d'une extrême gravité (les *syphilides malignes précoces*).

Je n'entreprendrai pas de discuter la valeur de ces dénominations, je les accepte telles qu'on les emploie, et d'ailleurs, ces troubles de l'évolution de la syphilis, signalés par Ricord et d'autres, sont bien connus, surtout à l'hôpital Saint-Louis, depuis les cliniques de MM. Bazin et Hardy, puis aussi depuis l'excellente thèse d'un ancien interne de l'hôpital Saint-Louis, M. le docteur Dubuc, sur les syphilides malignes précoces (1). Dans cette thèse, la marche anomale de la maladie, la nature des accidents, le pronostic et le traitement ont été spécialement étudiés ; de nombreux faits ont été publiés depuis, par divers dermatologistes, mais cependant l'*étiologie* est restée obscure dans la plupart des cas : c'est la recherche de ce désidératum qui va faire l'objet de ce travail. Dans cette étude, j'ai spécialement recherché les lésions ulcéreuses précoces et graves de la peau ; or, ces accidents se présentent le plus souvent avec un tel caractère, même après un long temps écoulé, que durant l'examen rétrospectif du malade, on peut remonter par interrogatoire à l'époque précise de la première manifestation cutanée grave, ulcéreuse, tertiaire de la syphilis. En effet, tandis que la nature d'une tumeur osseuse, ou d'une altération viscérale, peut être contestée, alors qu'après un traitement plus ou moins long, le malade examiné en accuse l'existence antérieure ; les accidents ulcéreux de la peau sont, au contraire, le plus souvent, faciles à diagnostiquer au moment de leur apparition ; et de plus, les cicatrices indélébiles qui les suivent ont une physionomie tellement tranchée, qu'il est difficile de se tromper sur leur valeur diagnostique. Quant au degré de gravité, les ulcérations sy-

(1) Dubuc. Thèse de Paris, 1864.

RECHERCHES CLINIQUES

SUR L'ÉTIOLOGIE

DES SYPHILIDES MALIGNES PRÉCOCES

INTRODUCTION

La syphilis présente parfois, dans l'apparition successive de ses manifestations, une irrégularité surprenante; son évolution se faisant alors en dehors des règles reconnues par tous les auteurs, les *périodes* se trouvent confondues; les lésions ulcéreuses dites tertiaires et d'ordinaire tardives, apparaissent au moment où le chancre induré, l'accident initial, vient à peine de se cicatriser; ou bien, alors même qu'il persiste encore. D'autres fois, ces lésions (ulcérations de la peau, décrites sous le nom de syphilides crustacées, syphilides perforantes ulcéreuses, rupia, périostites et gommes ulcéreuses, etc.) se montrent en différents points du corps avec un caractère spécial de généralisation, alors que l'on constate encore des engorgements ganglionnaires multiples, indolents; des plaques muqueuses, une éruption généralisée roséole, papules, lésions appartenant à la période dite seconpaire, et cela, peu de temps après l'infection de l'économie par le virus syphilitique.

C'est à l'obligeance des chefs de service de l'hôpital Saint-Louis, et de mes collègues d'internat, que je dois d'avoir pu, en quelques mois, rassembler toutes ces observations, interroger tant de syphilitiques, et par suite, étudier dans de bonnes conditions le sujet qui m'avait été inspiré par mon savant et sympathique maître, M. le professeur Hardy, à savoir :

Étant donnée une personne ayant eu un chancre induré, chez laquelle surviennent d'une manière précoce des syphilides tertiaires, rechercher la cause de la gravité exceptionnelle des manifestations syphilitiques.

L'examen de chacune des trois questions suivantes fera l'objet de ce travail. La gravité de la syphilis dépend-elle : 1° de la force du virus; 2° du siége du chancre initial; 3° de l'état de l'organisme au moment de la contamination?

Chacune de ces trois questions sera étudiée dans un chapitre spécial; mais, comme je tiens à rester dans les limites d'un travail clinique, la troisième proposition sera l'objet de plus grands développements.

CHAPITRE Ier.

LA GRAVITÉ DE LA SYPHILIS DÉPEND-ELLE DE LA FORCE DU VIRUS.

SOMMAIRE. — Gravité de la syphilis au xve siècle comparée aux accidents de la syphilis actuelle. — Faut-il admettre une atténuation par le nombre de transmissions. — L'amélioration de l'hygiène, en général, doit jouer un grand rôle. — Deux faits très-probants contre l'*influence de la graine*. — De la bénignité qu'acquiert la syphilis dans certains pays, de sa gravité dans d'autres. — Des syphilis exotiques. — Observations de syphilis exotiques. Bénignes et malignes. — Explication à propos de la syphilis dans les ports de mer. — *Conclusions*. La gravité de la syphilis ne dépend pas de la force du virus, l'influence de la graine est nulle, aussi bien au point de vue de son origine que de son âge.

Tous les individus contaminés par le virus syphilitique ne présentent pas des accidents d'une intensité, d'une fréquence, d'une gravité identique. L'observation facile de ce fait a conduit les auteurs à vouloir l'expliquer; de là, différentes hypothèses, entre autres, celles-ci: certains virus syphilitiques seraient plus forts que d'autres; la gravité d'une syphilis dépendrait de la force du virus.

A l'appui de cette affirmation, on rappelle les descriptions terrifiantes des désordres causés au xve siècle par la syphilis, et on les compare aux faits dont on est témoin de nos jours.

Certes les poétiques relations de Fracastor sur la syphilis, en 1530, nous montrent la vérole avec des caractères de gravité qu'elle acquiert rarement aujourd'hui, et M. Diday(1), dans son histoire naturelle de la syphilis, après des citations de Catanée

(1) Diday, Histoire naturelle de la syphilis, leçons professées à l'École pratique de la Faculté de médecine de Paris, en mars 1863.

(1505), de Vigo et d'Ambroise Paré, conclut que le virus syphilitique a graduellement et très-positivement perdu de sa force par le fait de sa migration successive d'individu à individu. Cette opinion n'est pas celle de M. Rollet qui croit peu à l'atténuation par le nombre des transmissions. A propos de ce que M. Diday a nommé l'*influence de la graine*, n'ayant pas, on le comprend, l'expérience et l'érudition nécessaire pour exprimer une opinion personnelle, je me contenterai de rapporter une page du traité de pathologie interne de MM. Hardy et Béhier (1), où ces auteurs, à propos des virus en général, s'expriment ainsi :

« Beaucoup de ces maladies virulentes et notamment la syphilis ont paru diminuer d'intensité avec le temps, et exercer des ravages moins terribles; on a alors soulevé cette question : savoir si cette diminution dans la gravité des symptômes tenait à un affaiblissement du virus dont les propriétés morbides se seraient amoindries par une transmission répétée. Il n'est pas vraisemblable que cette diminution des symptômes ait une semblable cause ; elle tient bien plus vraisemblablement aux meilleures conditions dans lesquelles l'élément morbide trouve les diverses constitutions qui, aidées et soutenues par des habitudes hygiéniques mieux entendues, peuvent résister avec plus de succès. Au reste, il nous semble que l'idée que nous avons cherché à donner de ce qu'on doit entendre par le virus, renaissant à chaque transmission nouvelle, par une suite d'évolutions, n'admet que bien difficilement la possibilité d'un tel affaiblissement ; ensuite quelques exemples, heureusement rares de syphilis, observés de nos jours, encore dans certains ports de mer, par exemple, ou dans de grandes villes, comme Londres, parmi des individus placés dans de mauvaises conditions hygiéniques, prouvent par leur gravité le peu d'affaiblissement de ces causes morbides. »

(1) Hardy et Béhier. Traité de pathologie interne, t. I, p. 102.

Je ne puis ajouter qu'une chose à ces paroles, c'est que les nombreuses observations que je publie dans le cours de ce travail, sont la confirmation en tous points des idées exprimées par mes maîtres.

Que si la syphilis a été plus grave au XVe siècle qu'elle ne l'est de nos jours, cela s'expliquerait facilement en se souvenant que les cas observés l'étaient en Italie, comme le dit Fracastor (1) lui-même, alors que : « Les armées du roi de France dévastaient nos provinces et subjuguaient la Ligurie, l'empereur d'autre part promenait le fer et le feu sur le territoire des Euganéens, ravageait les bords de la Sile et chargeait de chaînes le Frioul rebelle. L'Italie tout entière était plongée dans le deuil et la désolation. »

La guerre, les privations, la misère, le deuil et la désolation, ce sont encore ces causes que nous retrouverons dans la troisième partie de cette étude, comme se rencontrant au nombre des conditions où les syphilides malignes précoces se sont montrées à mon observation.

Mais, d'ailleurs, ces appréciations générales sur l'intensité des manifestations syphilitiques au moyen âge, ne peuvent, on le comprend, avoir la valeur d'observations rigoureusement suivies, d'un plus ou moins grand nombre d'individus contaminés par une même source. Si l'on parvenait à démontrer que toujours une syphilis forte a déterminé chez les contaminés des syphilis fortes, si, de même, des accidents de peu de gravité étaient reconnus comme succédant toujours à l'inoculation par un sujet faiblement atteint, de pareils documents seraient bien plus concluants en faveur de l'*influence de la graine*. Or s'il existe des relations d'endémo-épidémies syphilitiques récemment constatées, chez les verriers, ceux de Montluçon, par exemple, contaminés par les instruments de travail, ou bien par le fait de nourris-

(1) Fracastor. La syphilis, traduction A. Fournier, 1870, p. 59.

sons infectant leur nourrice et la famille et les voisins, etc., etc., bien souvent, les conditions d'hygiène, de tempérament, d'antécédents morbides sont rapportées avec une concision telle, que ces faits eux-mêmes perdent de leur valeur démonstrative, au point de vue qui m'occupe actuellement : souvent, enfin, les confrontations sont difficiles à effectuer.

C'est au livre de M. Diday (1) que j'emprunterai deux faits qui me paraissent absolument concluants. Ils montrent qu'un même virus peut déterminer sur deux individus une syphilis grave pour l'un, faible pour l'autre : voici le résumé de ces deux observations.

Un homme robuste contracte la vérole, il contamine sa femme ; cet homme a une vérole bénigne qui guérit vite, sa femme au contraire, bien que la tenant de lui, ne guérit qu'après sept ans, ayant eu, dit l'auteur, malgré le traitement le plus méthodique, des syphilides papuleuses, squameuses et pustulo-crustacées serpigineuses.

Le second fait est aussi concluant :

Un marchand contracte la vérole et la communique à sa femme : la femme est presque guérie en un an. Le mari eut de nombreuses récidives, sa vérole est grave et tenace. On voit dans ce deuxième cas, une syphilis grave et tenace, causer une syphilis légère et bénigne. En lisant ces deux faits *in extenso*, on constate les causes de ces différences, elles sont tout individuelles, j'y reviendrai.

En faveur de cette même *influence de la graine* et des propriétés spéciales de tel ou tel virus, on a dit qu'une vérole contractée dans tel pays est plus grave que celle acquise dans tel autre : c'est ainsi que les *syphilis exotiques* sont réputées des plus dangereuses.

Mais ne doit-on pas faire entrer en ligne de compte pour une telle appréciation, l'influence du climat, de la tempéra-

(1) Diday. Loco citato, p. 198 et 208.

ture, des habitudes hygiéniques, boissons, aliments, vêtements, soins de propreté et mode de traitement? or, de pareils documents n'existent que bien incomplets?

Toutefois M. Gustave Lagneau (1) a donné quelques indications très-précieuses, qui peuvent aider à se faire une idée approximative de la gravité de la syphilis dans divers pays. — Il résume par ces mots ses recherches consciencieuses :

« Exigeant en général un traitement plus long dans les pays froids que dans les pays chauds, où quelquefois les hydrargyriques paraissent inutiles, la syphilis semble donc être plus grave chez certains peuples que chez d'autres. Lorsque deux peuples se trouvent en contact dans le même pays, la syphilis se manifeste avec plus d'intensité chez celui qui précédemment en a le moins été atteint. » N'y a-t-il pas là une conséquence de l'acclimatement? Est-ce la nature du virus, est-ce le climat, est-ce la race qui fait, par exemple, qu'en Islande, malgré de fréquentes importations, par les pêcheurs, la syphilis n'a aucune tendance à se propager, et même tout au contraire décroît rapidement et disparaît? D'où vient cette immunité en Islande? Et dans l'Afrique australe? C'est par une influence locale que le virus perd sa force, mais là encore, la nature de cette influence nous échappe. De même au Japon où M. Duteuil (2) relate que beaucoup de matelots ont été atteints, mais avec une bénignité extrême, comme les Japonais eux-mêmes.

Le même auteur constate d'ailleurs la douceur du climat de la partie du Japon où il habitait dans la baie d'Yeddo, la chaleur uniforme et enfin la propreté extrême des habitants qu'il nomme la première vertu sociale des Japonais.

(1) Gustave Lagneau, 1867. Recherches comparatives sur les maladies vénériennes dans les différentes contrées. (Annales d'hygiène publique et de médecine légale, tome XXVIII et tirage à part, p. 60).

(2) Duteuil. Thèse 1864. Quelques notes médicales recueillies pendant un séjour de 5 ans en Chine, en Cochinchine et au Japon. Voyez aussi Archives de médecine navale, tome XVII. (Contributions à la Géographie médicale, par Van Leent).

Par contre, M. Sourrouille écrit(1): Selon nous, la syphilis en Cochinchine est la maladie la plus grave que nous connaissons les suites sont toujours fatales. » Et plus loin : « Le traitement de la syphilis chez l'annamite est une entreprise bien difficile : le mercure ne peut être supporté. — Le seul et unique traitement à opposer à cette redoutable maladie chez l'indigène comme chez l'Européen, consiste à diriger le malade vers un climat tempéré, la Chine, le Japon, et la France. » Or, d'après lui, la température y est excessive et variable, l'eau-de-vie y est consommée en abondance, les pauvres se nourrissent exclusivement de poissons, et l'état cachectique prédomine chez les Annamites pauvres et malheureux, l'ecthyma ulcéreux y est très-fréquent.

M. Mauriac, dans une leçon publiée dans la *Gazette des hôpitaux*, août 1875, sur la *diminution des maladies vénériennes dans la ville de Paris depuis la guerre* 1870-1871, dit : « *La syphilis depuis plusieurs années diminue d'intensité, mais elle augmente en fréquence.* » Dans le cours de la même leçon, il nous donne incidemment deux renseignements que je m'empresse de relater ici. — Le Dr Fifield (de Boston) dans une communication orale récente lui affirme « qu'à Boston et à New-York, la syphilis se traduit de nos jours comme il y a 20 ans par des lésions très-sérieuses de tous les systèmes et qu'elle y est incomparablement plus grave actuellement que celle qu'on observe à Paris dans les trois hôpitaux où on la soigne surtout : c'est-à-dire, à l'hopital du Midi, à Lourcine et à St-Louis. »

D'un autre côté M. Mauriac citant l'opinion du Dr Victor de Méric, Médecin du Royal free hospital à Londres dit « que le phagédénisme, et les cas graves de syphilis ont considérablement diminué d'intensité et de nombre depuis plusieurs années dans la capitale de l'Angleterre. »

(1) Sourrouille. Thèse 1874, 3 ans en Cochinchine.

M. Mauriac conclut de ses recherches pour Paris qu'un changement salutaire s'est opéré dans la santé générale des habitants de Paris. Cette opinion rassurante a besoin ce me semble d'être suivie d'un correctif; c'est qu'au moment de la guerre les habitants de Paris les moins robustes sont morts en grand nombre de maladies: que la population de Paris a notablement diminué et qu'il s'est opéré momentanément une sélection partielle. Puis d'ailleurs, je rappellerai la facilité avec laquelle j'ai recueilli mes cas de syphilides malignes précoces.

Ces quelques citations ne veulent prouver autre chose que la pauvreté des renseignements précis, touchant la marche et la gravité de la syphilis dans les différents pays. Pour moi, bien que parmi les observations que j'ai recueillies ici, cinq fois la syphilis ait été contractée à l'étranger : Afrique, Cochinchine et Mexique, je crois que si les sujets de ces observations n'avaient pas été des alcooliques, ils n'auraient pas eu des syphilides graves. En effet chacun d'eux a avoué qu'il faisait comme les habitants du pays, grand abus de tafia, vermouth, eau-de-vie ; et les nombreux faits de syphilis malignes précoces que je publie plus loin m'autorisent à accuser l'alcoolisme d'être souvent une des causes de la gravité de la syphilis au Mexique, en Afrique, en Cochinchine, comme en France.

Voici les observations :

Observation I. — Syphilides malignes précoces. — Syphilis contractée en Cochinchine par un Français alcoolique. — Service de M. Besnier (personnelle).

Le nommé P.... (Jean), se trouve dans les salles de l'hôpital Saint-Louis, depuis le 23 mars 1874. Il a contracté un chancre, le 3 mars 1870, dans un rapport qu'il eut avec une Cambodgienne. Cet homme a habité huit ans le pays. L'endroit où il se trouvait était marécageux, il gagnait suffisamment pour bien se nourrir; mais il avoue qu'il a fait comme les autres, selon son expression, et qu'il a bu beaucoup de vin, tafia qui sont en grand usage, qu'il prenait parfois trois et quatre verres d'absinthe ou vermouth. Qu'enfin, chaque matin, à jeun, il prenait un petit verre d'eau-de-vie.

Lorsqu'il fut atteint, il consulta un herboriste chinois, et comme il avait une coulante depuis trois mois, on lui fit prendre une mixture à l'intérieur, et on le cautérisa avec du sulfate de zinc.

Alors se montrèrent les premières ulcérations qui débutaient par de petits boutons sur les jambes, s'étendant rapidement en surface, dépassant, en huit jours, la dimension d'une pièce de cinquante centimes. Les lésions ont laissé des cicatrices nummulaires, plus ou moins colorées, avec un centre constitué par un épiderme mince, lisse, transparent. Malgré sa confiance dans l'herboriste chinois, le colon, ne trouvant pas d'amélioration dans son état, consulta un médecin de marine, à l'hôpital de Saïgon. Celui-ci prescrivit : pommade au styrax, iodure de potassium et pilules proto-iodure. C'était en décembre 1872. Peu après, il fut atteint de dysentérie, et, de plus, une périostite frontale, une exostose du cubitus droit se montrèrent.

Le 1er février 1873, il changea de climat ; une amélioration notable parut en résulter. Mais, en 1874, de mai en décembre, il éprouva des douleurs ostéocopes, et en septembre 1874, débuta une ulcération spécifique du nez, qui a déterminé la perte de la narine gauche.

Au mois de mars 1875, il prend du sirop de Gibert, de l'huile de foie de morue, des bains sulfureux, des pilules de Vallet et de l'iodure de potassium.

Cet homme a été atteint d'une syphilis des plus malignes; vers le troisième mois, il a vu le début des accidents ulcéreux de la peau dont les ravages persistent encore ; ces syphilides ulcéreuses précoces doivent-elles être attribuées à ce fait que la jeune cambodgienne syphilisée portait un virus syphilitique plus puissant ? — Je ne le crois point ; et encore une fois, si les manifestations de la syphilis sont souvent graves parmi ce peuple, c'est que l'alcoolisme y est un vice fréquent ; si ce colon français ayant contracté la vérole en Cochinchine a eu les redoutables accidents des syphilides malignes précoces, c'est que, sans compter l'influence du climat et l'absence d'un traitement sérieux, il buvait des quantités considérables d'alcool sous formes différentes.

Voici un cas analogue :

Obs. II. — Consultation. — Syphilides malignes précoces, syphilis contractée au Caire par un homme scrofuleux alcoolique. (Personnelle.)

Le nommé L. (Adolphe), 25 ans, artiste, vint consulter en août 1875, à l'hôpital Saint-Louis, pour des accidents de syphilides tertiaires graves.

Il avait contracté un chancre du prépuce, en février 1872. Ce chancre avait duré un mois, puis une roséole était apparue, et immédiatement après, un *impétigo*. Au mois de mai 1872, il entra dans le service de M. le Dr Simonet, il y fit un séjour de trois mois. A cette époque, l'état général était des plus graves. Le malade était excessivement amaigri et cachectique ; il avait le corps couvert de gros boutons à croûte verdâtre, qui ont laissé des cicatrices lisses, arrondies, indélébiles et manifestement syphilitiques. Il avait en même temps des plaques muqueuses et des croûtes d'impétigo dans le cuir chevelu.

Or, voici ce qu'il raconte :

Il habitait le Caire depuis quatre mois, lorsqu'il fit la connaissance d'une jeune Ethiopienne de 12 ans, qui lui donna la syphilis. Sa vie, au Caire, était assez agitée; il était attaché au théâtre du vice-roi d'Égypte, et prenait en abondance du vin, de la bière, et plusieurs absinthes par jour. Cet homme était loin d'être robuste ; il n'a jamais craché de sang, il est vrai, mais il a toujours toussé beaucoup ; sujet, dans son enfance, à avoir de la gourme dans les cheveux, il eut plusieurs années aussi, des ulcérations derrière les oreilles, puis une blépharite ciliaire, à l'âge de 12 ans, qui a persisté plus de trois ans.

Au moment où il contracta la syphilis, il séjourna encore deux mois au Caire, puis vint à Alexandrie, un mois ; enfin, il rentra en France, en mai 1872, comme il a été dit précédemment.

Après avoir vu son état s'améliorer dans le service de M. Simonet, il eut une rechute en 1873. C'était, disait-on, du rupia. On voit encore de très-larges taches cicatricielles brunâtres sur les jambes. Ces taches sont les cicatrices des ulcérations qui apparurent à cette époque.

Il allait mieux ; les accidents ulcéreux avaient disparu lorsqu'il fit une tournée èn Normandie, à Alençon, au Havre. A la fin des fatigues de ce voyage, cet artiste vit apparaître une nouvelle récidive pour laquelle il vient consulter; on constate alors une large plaque de syphilide pustulo-crustacée du cuir chevelu. L'état général paraît peu satisfaisant. Cet homme est très-amaigri ; les sommets de la poitrine sont douteux ; il tousse.

Ce cas est un exemple de syphilides malignes précoces incontestable: l'origine de la syphilis est l'Afrique, cela est vrai ; mais il s'agit d'un homme qui contracta cette syphilis, alors qu'il n'était pas acclimaté, qui vivait dans la débauche ; chez un alcoolique, scrofuleux ou du moins d'un tempérament lymphatique très-prononcé.

Notons enfin que ce malade a eu une rechute après les fatigues d'un voyage.

J'ai retrouvé dans le service de M. Besnier un autre cas de syphilis d'origine exotique : c'est un homme se trouvant encore en 1875 dans l'hôpital St-Louis, et dont l'observation a été recueillie et publiée, l'année dernière, par mon excellent collègue et ami, le Dr G. Homolle (1), dans sa thèse sur les scrofulides graves de la muqueuse bucco-pharyngienne, je croirais inutile de reproduire cette observation, si je n'avais pu, par mes interrogatoires, préciser quelques points importants au sujet des antécédents et par suite de l'étiologie de sa syphilis grave.

Obs. III. — Syphilis grave, contractée au Mexique. — Accidents tertiaires tardifs au retour en France pendant la traversée, chez un alcoolique. Service de M. Besnier, (Personnelle.)

Le nommé V..., 36 ans, compositeur typographe, homme intelligent, qui a vécu longtemps au Mexique, comme marin et comme interprète, raconte qu'il contracta la syphilis en septembre 1864, à la suite de rapports qu'il eut avec une jeune fille mexicaine. Jusqu'à son retour en France, 1867, il a joui, dit-il,

(1) Georges Homolle. Des scrofulides graves de la muqueuse bucco-pharyngienne. Thèse 1875, observ. XVIII.

d'une excellente santé. Les antécédents de famille sont bons. C'est pendant son séjour au Mexique qu'il a pris l'habitude de boire ; là, dit-il, l'eau-de-vie était très-bon marché; l'on en buvait beaucoup. D'ailleurs, ajoute-t-il, les Mexicains se grisent presque tous, et comme je vivais au milieu d'eux, je les ai imités.

C'est lors de son retour en France, pendant la traversée, qu'il éprouva des douleurs ostéocopes, pour lesquelles il fut reçu, avec un grand nombre de soldats, à l'hôpital de Brest. Peu après, apparut, sur la lèvre supérieure, près de la commissure gauche, une pustule qui fut le départ d'une syphilide serpigineuse, persistant encore actuellement, et qui a laissé des cicatrices caractéristiques sur le nez, sur le menton et autour de la bouche. De plus, il a encore, dans la bouche, les lésions décrites dans la thèse de M. G. Homolle. L'état général est actuellement assez mauvais.

Il ne s'agit pas ici d'un cas de syphilides malignes précoces; c'est une lésion tertiaire tardive, qui a défiguré ce malade. Cet homme, bien qu'ayant contracté la syphilis au *Mexique* et par une *Mexicaine*, n'a pas vu survenir de désordres graves, avant qu'il eût quitté le Mexique, trois ans après l'apparition du chancre. Mais si les accidents ne furent pas précoces, ils sont devenus graves, il est vrai. La raison en est donnée par le malade lui-même ; c'est pendant la traversée, alors qu'en hiver, on fit revenir du Mexique un grand nombre de soldats sur les bâtiments de transports ; c'est après s'être livré, plusieurs années, à l'abus de l'alcool qu'il a vu apparaître les accidents ulcéreux de la face et les douleurs ostéocopes : voilà la véritable cause, elle est tout à fait indépendante du climat mexicain, ou de l'origine du virus.

Mais, voici encore deux cas où la syphilis a été contractée en pays étrangers : Cochinchine et Mexique.

Dans le premier, on y voit des accidents non précoces, mais graves, dans l'autre les accidents furent bénins ; ce deuxième sujet était sobre et bien portant. Le premier, au contraire, d'un tempérament lymphatique, éprouvait des accès de fièvre intermittente ; et il est devenu buveur.

Obs. IV. — (Personnelle.) — Consultation. — Syphilis d'origine exotique, Cochinchine. Accidents non précoces, mais graves; alcoolisme; tempérament lymphatique; accès de fièvres intermittentes, fatigues.

Le nommé L. (André), 34 ans, fut traité, en 1865, à l'hôpital de Saïgon, pour un chancre du sillon balano-préputial, pendant trois semaines. Il était alors militaire, et prétend qu'à cette époque de sa vie, il était bien portant, n'ayant plus, comme en 1864, d'accès de fièvre intermittente. Il ne faisait pas encore d'excès de boisson.

Il quitta la Cochinchine le 24 janvier 1868; à cette époque, il éprouvait seulement quelques douleurs dans les membres; il n'avait, jusque-là, pas eu de plaie, pas d'ulcération.

En 1869, en France, il subit l'ablation du testicule droit (le testicule, devenu très-volumineux fut enlevé dit-il par M. B. Anger, alors chirurgien à Bicêtre). A la même époque, le malade avait une ulcération circulaire sur la jambe droite; c'était sans doute le début des accidents tertiaires syphilitiques, qui ont persisté depuis. Or, le malade avoue que, depuis quinze mois qu'il habitait Paris, il se livrait à la boisson. Ajoutons de plus qu'il était d'un tempérament évidemment lymphatique, et qu'il avait eu, durant plusieurs années d'enfance, de la gourme dans les cheveux; que de plus, cette même année, 1869, il a eu plusieurs accès de fièvre intermittente, assez graves et persistants.

Ce malade fut traité, en 1874 (avril), dans le service de M. le Dr Lailler, pour des accidents ulcéreux syphilitiques qui disparurent sous l'influence d'un traitement par l'iodure de potassium.

Mais cet homme était charretier; il travaillait seize à dix-huit heures par jour, se couchait tard et continuait à boire.

Depuis un an, il fatigue beaucoup, étant homme de peine; il porte de très-lourds fardeaux dans une sucrerie. Il boit moins de vin, mais trois bols de café noir par jour. Actuellement, juille 1875, il éprouve, *depuis trois mois*, de violentes douleurs ostéocopes; il a une tumeur d'ostéopériostite à la région malaire, une autre sur l'épaule; il présente de vastes ulcérations à bords arrondis, taillés à pic, sur la fesse droite, sur la poitrine au niveau de la cinquième côte gauche, et une autre enfin sur le cou-de-pied gauche.

C'est un exemple de syphilis d'origine exotique à la marche

bénigne au début, mais qui, après quatre ans, a éprouvé gravement cet homme, après que, rentré en France, il est devenu buveur, et, de plus, après que de fréquents accès de fièvre intermittente, un travail exagéré, avaient débilité son organisme.

Voici l'observation de syphilis exotique bénigne.

Obs. V. — Syphilis exotique bénigne. — Mexique. — Accidents secondaires légers. — Service de M. Hardy, salle Saint-Jean, 21 septembre 1875. (Personnelle.)

Z. (Émile), 37 ans, gardien de la paix, ancien militaire, a contracté la syphilis au Mexique, en 1863. Chancre de la verge.

Aucune manifestation reconnue jusqu'en avril 1875. Est entré salle Saint-Charles ; il avait alors quelques croûtes dans les cheveux, quelques éblouissements. Sirop de Gibert.

Actuellement, septembre 1875, il a quelques croûtes circinées du cuir chevelu, peu abondantes. Léger mal de gorge, gerçures persistantes des lèvres. Éruption papuleuse discrète et syphilides cornées des mains.

Cet homme est marié, sans enfant. Grand, fort, robuste, il dit qu'il est resté très-sobre jusqu'à ce qu'il devint gardien de la paix. Depuis lors, il travaille huit heures sur vingt-quatre, et sans se griser, avoue boire un peu trop.

Je pourrais rapprocher de ces faits le cas de syphilis contractée à Constantine ; cas où la syphilis n'est devenue grave qu'après le retour en France et un changement d'hygiène.

J'en parlerai plus loin.

En terminant ce trop rapide examen de la syphilis dans les diverses contrées et tout en reconnaissant moi-même ce qu'il peut y avoir d'incomplet dans mon argumentation, surtout au point de vue des statistiques, je me crois cependant autorisé à dire, que si l'on retrouve dans le pays où la syphilis est généralement déclarée grave, les causes débilitantes diverses que je constate dans les observations de syphilitiques habitant la France, je suis autorisé, dis-je, à douter de l'*in-*

fluence de la graine, pour ne voir *qu'une influence de terrain*, influence, par suite, toute personnelle.

C'est par les mêmes raisons que je répondrai à ceux qui estiment que la vérole acquise dans les ports de mer est plus grave que celle contractée dans un autre endroit. Je n'ai aucune observation personnelle de ces faits, mais, n'est-il pas notoire que l'ivrognerie, la débauche et pour une certaine classe de la population, la misère et la malpropreté sont le triste lot de bien des ports de mer? Et quant aux marins qu contractent la vérole, au retour d'une pénible traversée, ayant eu parfois cette alimentation insuffisante ou tout au moins tellement défectueuse qu'ils éprouvent souvent, à des degrés divers, les accidents du scorbut, ces hommes ne se trouvent-ils pas dans des conditions de débilitation toute spéciale, qu'ils aggravent encore par leur penchant à l'alcoolisme?

Si, donc, il était prouvé que les cas de syphilides malignes précoces (ce que j'avoue ignorer) se rencontraient fréquemment à Brest, à Toulon ou à Marseille, avant de déclarer que cette gravité tient à l'importation d'un virus exotique ou de toute autre influence locale, je pense qu'il serait très-important de noter ces conditions toutes spéciales où se trouvent alors les victimes de la syphilis.

Un autre point resterait à étudier, à savoir, si une vérole communiquée par un accident secondaire sera plus bénigne que si elle l'avait été au moment du chancre initial : L'influence de l'âge du virus chez le sujet contaminant? A cette question controversée, je répondrai seulement que l'infection par un chancre est loin d'être le cas le plus général, que l'on voit un grand nombre de syphilides graves et même tertiaires-précoces, succéder à des contaminations résultant d'accidents secondaires, à des inoculations, comme dans les cas de syphilis vaccinales dont je donnerai plus loin la relation. Je sais bien que M. Diday (1) et d'autres syphiliographes sont

(1) Diday. Histoire naturelle de la Syphilis, Paris 1863, p. 49.

d'un avis tout opposé et qu'ils s'appuient, non-seulement sur l'autorité de Carmichaël, mais principalement sur des cas d'inoculations expérimentales.

Cependant peut-on partager cette opinion lorsqu'on voit des plaques muqueuses de la bouche d'un enfant, d'une matrone déterminer, par exemple, chez des nourrices ou de nouvelles accouchées, des syphilis graves, très-graves, malignes, galopantes, comme j'en rapporterai des cas? Là encore, la question de terrain me paraît prédominante, je le démontrerai bientôt, je l'espère.

Voici du reste l'opinion de M. A. Fournier (1) dans ses belles leçons sur la syphilis : elle se trouve exprimée dans les deux phrases suivantes :

« La cause contaminante exerce-t-elle une influence sur les symptômes et l'intensité de la syphilis ? Cela, rigoureusement, serait possible; mais cela, dans l'état actuel de la science, n'est rien moins que prouvé. »

Et plus loin ;

« Je n'ai pas vu une grande différence jusqu'ici entre la vérole née du chancre et la vérole née d'un accident secondaire. Je puis même affirmer que cette dernière, en maintes et maintes occasions, s'est présentée à moi, sous une allure grave, avec les manifestations les plus alarmantes. »

Ces paroles de M. A. Fournier expriment bien la conviction qui est résultée, pour moi, des recherches et des observations que j'ai entreprises sur l'étiologie des syphilides malignes précoces. Mais j'ai hâte de quitter des sujets de doctrines et des querelles d'écoles pour examiner la deuxième question ? Quelle est pour la vérole l'influence de a porte d'entrée :

(1) A. Fournier. Leçons cliniques sur la syphilis, étudiée plus particulièrement chez la femme, Paris 1873, p. 1003. Du pronostic.

CHAPITRE II.

LE SIÉGE DU CHANCRE INITIAL, A-T-IL UNE INFLUENCE SUR LA GRAVITÉ DES ACCIDENTS CONSÉCUTIFS ?

SOMMAIRE. — La contagion des accidents secondaires de la syphilis explique l'apparition de chancres initiaux en des points insolites. — Quelques exemples. — Au menton, au bras, au doigt. — Des cas de syphilis par des instruments de chirurgie. — De la syphilis acquise par la vaccination. — Réflexions nécessaires sur ces cas. — Du chancre digital. — Comment on explique que les chancres du mamelon, de la bouche, des lèvres, peuvent, dans certains cas, être le point de départ d'accidents graves de la syphilis maligne. — Plusieurs observations et examen des conditions spéciales où se sont trouvés ces divers malades. — Conséquences d'un chancre infectant phagédénique de la lèvre supérieure. — Conclusion. — Le siége du chancre initial n'a pas d'influence directe sur la gravité des accidents ultérieurs.

Le siége du chancre initial a-t-il une influence ?

Pour beaucoup de médecins la réponse serait affirmative, sans hésitation; c'est une vieille croyance que l'on retrouve dans Van Swieten (1), qui dit à propos du chancre buccal :

« Quæ omnium maxime periculosa est, si lascivientes ju-
« venes calida figant basia mulieribus quæ ulcera venerea in
« ore habent linguis micantibus. »

Depuis que les faits bien observés, que les expériences d'inoculations ont rendu incontestable la contagion de la syphilis par des accidents secondaires, on peut se rendre facilement compte de la fréquence des cas de syphilis contractée en dehors des rapports vénériens.

En effet, tout individu porteur d'une plaque muqueuse peut, par contact direct ou indirect, être cause d'une infection syphilitique; il suffit que ce contact s'effectue dans des con-

(1) Van Swieten, cité par Yvaren, p. 447. Métamorphoses de la syphilis.

ditions telles que le virus puisse pénétrer ; par exemple, soit pendant le pansement d'une plaie, soit par des instruments domestiques, ou bien dans un baiser. C'est ainsi qu'en 1875, j'ai vu dans le service de M. Besnier, à Saint-Louis, un homme portant toute sa barbe, ayant une éruption de syphilides secondaires, et au menton, depuis quatre mois, un gros bouton fortement induré, qui, disait-il, ne pouvait se guérir. Ce bouton était un chancre induré. En interrogeant ce malade, il dit qu'il n'a laissé pousser sa barbe que pour dissimuler le chancre, qu'autrefois il se faisait toujours raser ; enfin il se souvient qu'ayant été coupé par un perruquier, il avait une petite plaie au menton ; que c'est dans ces conditions qu'il eut des rapports, *ab ore*, avec sa maîtresse. Le menton fut souillé par le virus, la plaie servit de porte d'entrée.

Je me souviens avoir vu, en 1871, dans le service de mon excellent maître, M. Hardy, une femme qui contracta un chancre de l'avant-bras gauche, en portant sur son bras un enfant ayant des plaques muqueuses de l'anus ; sa syphilis fut grave; je n'en ai malheureusement pas conservé l'observation détaillée.

J'ai vu un autre fait entièrement analogue à la consultation, en juin 1875 : le chancre de l'avant-bras droit contracté, il y a dix-huit ans, dans les mêmes conditions, a été suivi, il est vrai, d'accidents secondaires multiples et même assez intenses, soignés par M. Hardy, et beaucoup plus tard de périostites. Mais la syphilis grave n'a pas été maligne, et la marche a été régulière. Cette femme se sentait souvent faible et venait réclamer des bains sulfureux.

Un instrument malpropre, ayant servi à l'exploration de syphilitiques, peut, on le sait également, être la cause d'importation de la syphilis, le cathétérisme de la trompe d'Eustache a fait ainsi des victimes. La transplantation des dents à une autre époque, a déterminé des contaminations ; puis la vaccination, alors que le vaccinifère est atteint de la syphilis.

A propos de la vaccination ayant déterminé des endémo-épidémies syphilitiques, la discussion mémorable de l'Académie ne semble laisser aucun doute sur la réalité des faits (1). D'ailleurs plusieurs cas peuvent se présenter : le vaccinifère peut avoir des manifestations cutanées, il peut ne pas en avoir encore de visibles et être néanmoins infecté. De là le doute et les discussions. Une autre circonstance peut être encore une cause de trouble dans les recherches : soit, par exemple, un vaccinifère sain et dix enfants à vacciner. L'un de ces dix enfants est supposé syphilitique. Celui-là n'est vacciné que le sixième de la série. Les cinq premiers sont indemnes, mais à propos des quatre derniers, si le médecin après avoir piqué le bras du sujet malade retourne prendre du vaccin sur le vaccinifère, il peut, on le comprend, coutaminer ce sujet ainsi que les quatre derniers sujets de la série.

C'est dans le but d'éviter un pareil malheur que pendant l'année 1875 où je devais, dans la crainte d'une épidémie variolique, vacciner tous les nouveau-nés, j'avais le soin de prendre un enfant actuellement sans manifestation cutanée et supposé, d'après les renseignements, né de parents sains, puis de toujours tremper dans de l'alcool ma lancette et de l'essuyer chaque fois que j'avais fait les piqûres sur les bras. Cette pratique prenait bien quelques minutes de plus, mais elle avait pour but de préserver le vaccinifère et les enfants nouveau-nés que je vaccinais par série de dix, quinze ou même vingt à la fois.

J'ai vu en juillet 1875, une infirmière du service d'accouchement à la Charité qui avait contracté la syphilis par la vaccination ; le fait est indiscutable. Le chancre du bras a été constaté par plusieurs médecins et entre autres, paraît-il, par M. le Dr Bourdon. Or, la vaccination avait été pratiquée en prenant du vaccin sur une génise. Mais cette infirmière fut

(1) De la syphilis vaccinale, communications à l'Academie de médecine. Paris 1865, in-8.

vaccinée immédiatement après un enfant reconnu syphilitique et le vaccinateur avait négligé d'essuyer sa lancette.

Le chancre, il est bon d'insister sur ce point, fut suivi d'une syphilis bénigne normale.

Obs. VI. — Syphilis vaccinale, chancre induré du bras, en 1869. — Vaccination avec la génisse. — Accidents secondaires peu intenses au troisième mois. — Très-bonne santé antérieure. — Pas d'accidents tertiaires depuis.

Marie Pich..., 53 ans, infirmière depuis seize ans à l'hôpital de la Charité, avait été vaccinée, avec succès, à l'âge de 13 ans. En 1869, alors qu'on vaccinait dans les hôpitaux avec le vaccin pris sur une génisse, elle fut revaccinée après un enfant malingre, cachectique, reconnu depuis comme syphilitique : le vaccinateur négligea, dit la malade, d'essuyer sa lancette, étant très-pressé, et peu de jours après elle avait d'abord une fausse vaccine, puis l'un des boutons, celui de la première piqûre du bras, devint dur et persistant.

M. Bourdon diagnostiqua un chancre induré, et ce diagnostic fut confirmé, non-seulement par d'autres médecins, mais par l'apparition vers le troisième mois de l'accident, de plaques muqueuses de la gorge, une céphalalgie intense et une roséole. On voit encore sur le bras droit une petite tuméfaction indurée de la grosseur d'une lentille. Aucun accident ulcéreux, pas de troubles généraux ni accident actuel.

Juin 1875. La malade a une vie régulière, elle a toujours joui d'une excellente santé antérieurement.

Ce fait prouve, entre autres choses, la réalité de l'existence de la syphilis vaccinale.

Quant à la question de savoir si le sang, lui seul, communique la syphilis durant les vaccinations, je ne la discute pas, car elle s'éloigne complètement de la recherche que je poursuis : Des causes de la gravité des manifestations syphilitiques.

J'ai recueilli, dans le service de M. E. Vidal, une observation fort intéressante de syphilides malignes précoces, survenues chez une jeune fille scrofuleuse, vaccinée à Paris pendant le siége, et qui fut contaminée par cette opération. Je suis d'autant plus heureux de publier ce cas, qu'il a été étudié très-attentivement depuis plusieurs années par M. E. Vidal et ses internes, et que cette observation (dont je ne puis donner, vu sa longueur, que quelques extraits) vient, ce me semble, à point pour me permettre de discuter l'influence attribuée à tort, selon moi, à la porte d'entrée, et la gravité des manifestations ultérieures de la syphilis.

Obs. VII. — Syphilides malignes précoces. — Syphilis acquise par la vaccination, chez une jeune fille scrofuleuse, pendant le siége de Paris, 1870. Service de M. Emile Vidal. (Personnelle.) (1).

La nommée Marie M..., âgée de 25 ans, couturière, est entrée en 1873, le 14 septembre ; née de parents sains et robustes, elle habite Paris : cette jeune fille a eu la gourme dans son enfance ; aucune trace d'adénite scrofuleuse constatable. C'est en 1870, à la fin du mois de décembre, pendant le siége de Paris, qu'elle fut vaccinée à l'Académie de médecine, dit-elle.

Voici les renseignements qu'elle fournit :

Elle eut cinq boutons sur six piqûres ; ces boutons apparurent presque aussitôt ; mais vers le 15 janvier, les cinq boutons grossirent, de grosses pustules se formèrent, puis les croûtes étant tombées, les ulcérations qu'elles recouvraient persistèrent longtemps. Tout autour de ces pustules apparurent de nombreux petits boutons qui se sont ulcérés également et dont on voit encore les cicatrices peu profondes et lisses.

Vers la même époque, grandes douleurs de tête (atroces), douleurs ostéocopes dans les jambes, les bras et vers les clavicules ; l'appétit, le sommeil font complètement défaut. Bientôt, par suite de sa faiblesse, elle dut garder le lit. Enfin, durant le mois de février, deux mois après l'inoculation, apparaissent sur la face, le dos, les jambes, des boutons rouges d'abord petits, qui, après avoir été surmontés d'une cloche, s'ulcéraient rapi-

(1) L'observation détaillée est entre les mains de M. Vidal ; elle a été prise avec soin par les internes de son service, mais j'ai tenu à en noter moi-même avec précision les antécédents et les particularités, car ces détails étaient spécialement utiles pour les recherches que je poursuivais.

dement. Ces lésions se montrèrent en plusieurs poussées successives, elles s'accompagnaient de fièvre, de douleurs violentes, d'insomnie rebelle. La malade tomba dans le marasme.

Voici maintenant, en quelques mots, le résumé de l'observation communiquée par M. E. Vidal, il y est dit entre autre : depuis un an et demi environ, au moment de l'admission, boutons sur la figure et dans le cuir chevelu. Traitement : iodure de potassium, 4 gram., frictions onguent mercuriel, huile de foie de morue ; vin de gentiane (la malade à cette époque a déjà pris de l'iodure de potassium et des pilules mercurielles).

Le 18 janvier 1874. Notable amélioration, cependant on constate une diminution de son, côté droit de la poitrine.

3 février. La malade peut se lever tous les jours, deux ou trois heures; l'appétit revient. Les syphilides ulcéreuses pustulo-crustacées de la face sont en partie cicatrisées.

6 mars. Nouvelle éruption de syphilides crustacées.

8 avril. Affaiblissement appréciable, accès fréquents de fièvre on suspend l'iodure de potassium jusqu'au 2 juillet, époque où se trouve notée une ulcération de la largeur d'une pièce de cinq francs, à la partie latérale du talon gauche.

2 septembre 1874. On soupçonne des habitudes de masturbation.

Mai 1875. Après une série d'accidents graves, la malade notablement améliorée, mais horriblement défigurée, reste dans la salle, elle s'y utilise comme fille de service auxiliaire ; elle conserve encore au niveau de l'omoplate un vaste ulcère spécifique.

Voilà, c'est incontestable, un bel exemple d'une syphilis dite vaccinale. La gravité des accidents, leur précocité sont non moins évidents. Ce cas vient-il donc à l'appui de l'opinion de ceux qui attribuent à la *porte d'entrée*, une grande influence !

Est-il besoin, pour contredire une pareille assertion, de rappeler que dans les cas d'épidémie de syphilis, on n'a pas signalé la gravité exceptionnelle de la syphilis acquise par le bras ? Mais surtout est-il besoin d'insister sur les conditions toutes spéciales de cette jeune fille syphilisée en plein hiver, pendant le siége de Paris, avec l'alimentation défectueuse que l'on sait, et les exigences de ces temps malheureux? Encore une fois ici, le *terrain seul* nous semble avoir eu toute l'influence ; c'est à cause de lui qu'apparurent des désordres aussi graves chez cette personne de la classe ouvrière, scrofuleuse antérieurement, soumise à des conditions hygiéniques exceptionnellement mauvaises.

D'ailleurs si l'on se reporte à l'observation précédente, on voit un même mode de contamination, suivi d'accidents syphilitiques très-légers chez une personne robuste, bien nourrie, bien traitée.

Mais dans les observations du chancre initial, siégeant au doigt, voit-on généralement survenir des accidents graves, malins, précoces! Il doit y en avoir des cas publiés (je cite moi-même un cas assez grave, chapitre 3) ; mais avant d'accuser le siége insolite du chancre, on fera bien d'interroger avec soin les antécédents et les conditions hygiéniques propres au malade, c'est là que l'on trouve toute l'explication.

Que si des médecins ou autres, célèbres à tant d'autres titres, atteints de syphilis grave et quelquefois maligne, sont restés présents à l'esprit, par suite des conditions toutes spéciales où les victimes avaient été frappées, je pourrais citer par contre un jeune docteur actuellement en parfaite santé, frappé de la même manière, qui n'eut à subir que des manifestations classiques et bénignes de la syphilis.

Cette bénignité même fait que, bien qu'assez récent, ce cas est peut-être oublié déjà par les témoins de l'accident. La victime, elle-même, étant peu intéressée, on le comprend, à perpétuer ce souvenir.

Parmi les chancres développés en des points insolites, je tiens à dire quelques mots du chancre du mamelon, puis de celui de la bouche.

Les chancres du mamelon sont le plus souvent contractés par les nourrices. allaitant des nouveau - nés porteurs de plaques muqueuses dans la bouche.

Ces faits sont loin d'être rares, M. Rollet en publie plusieurs cas, on en rassemblerait facilement un grand nombre; les uns sont des exemples de syphilis normale, d'autres sont plus graves, quelques-uns sont des syphilis ayant déterminé des syphilides malignes précoces.

Je ne veux m'occuper que de ces derniers faits.

Notons d'abord qu'ils sont exceptionnels : cette impression suit la lecture des observations de M. Rollet. Il en existe néanmoins, et j'ai lu dans une traduction de Hunter par G. Richelot (1), à la fin du Traité de la maladie vénérienne, des exemples incontestables de ces cas malheureux : leur marche insolite a porté, il est vrai, Hunter à nier la nature syphilitique de ces accidents tertiaires précoces, qui sont relatés dans ces observations.

J'en donne ici un résumé :

Obs. VIII. — (Résumé.) — Syphilis contractée par le mamelon, pendant l'allaitement, chez une nourrice. — Accidents précoces graves, mort. (Extrait des œuvres de Hunter.)

Une mère de famille allaite l'enfant d'une voisine, contracte un chancre du mamelon. Elle eut des douleurs lancinantes, auxquelles succéda une éruption sur les bras, les jambes, les cuisses, dont la plupart devinrent des ulcères. Un traitement mercuriel fut essayé, mais mal supporté. Fièvre, diarrhée. Sur ces entrefaites, cette mère de famille devint enceinte et accoucha, trois ans après l'accident, d'un second enfant, malade, qui vécut six semaines (l'épiderme tomba par écailles, en différentes parties, une éruption croûteuse couvrit tout le corps de cet enfant). Syphilis infantile héréditaire.

Or, cet enfant ayant été confié à une nourrice, elle avait été infectée, car peu de temps après la mort de l'enfant, cette nourrice eut des maux de tête, mal de gorge, et une ulcération des mamelles. Ses os du nez, du palais s'exfolièrent en peu de mois; elle mourut de consomption. La mère eut plus tard un autre

(1) Hunter. Traité de la maladie vénérienne, traduit de l'anglais par G. Richelot, Paris 1859, VIIe partie, p. 790 et suiv., p. 413 et 415.

enfant qui mourut peu après sa naissance. Pendant un an encore après cette grossesse, la mère eut des ulcères, après quoi, ceux-ci commencèrent de nouveau à se cicatriser.

Je laisse volontairement de côté ici, les accidents persistant chez la mère pendant la durée de ses deux grossesses pour ne m'occuper actuellement que de la nourrice qui meurt très-rapidement dans la consomption, après avoir allaité un enfant atteint de syphilis infantile. Cette nourrice a eu un chancre du mamelon, et peu de temps après des accidents tertiaires les plus graves.

Il est dit, dans l'observation, que cette femme avait d'abord commencé un traitement à l'hôpital, puis, qu'elle ne voulut plus y séjourner et cessa de se soigner. Bien des détails manquent, on ignore l'état de la santé antérieure, comment elle vécut à sa sortie de l'hôpital ; mais, il reste établi ce fait, c'est que les accidents tertiaires précoces suivirent un chancre du mamelon, pendant un allaitement. Or, cette fonction de l'allaitement n'est-elle pas pénible et débilitante au premier chef ; c'est là où je retrouve une prédisposition à la forme grave de la syphilis.

Obs. IX. — (Résumé.) — Syphilis contractée par le mamelon, pendant l'allaitement double, chez une nourrice. — Accidents tertiaires précoces graves. (Extrait des œuvres de J. Hunter.)

Une nourrice se place en ville et essaye d'allaiter à la fois son enfant et l'enfant qui lui est confié. Ce dernier est syphilitique, il meurt; mais cinq semaines après la mort de cet enfant, et lorsque déjà elle commençait chez d'autres personnes un nouvel allaitement, le mamelon gauche commença à s'ulcérer. Cet ulcère devint extrêmement douloureux, puis se manifestèrent des éruptions au visage, ensuite sur tout le corps. Pendant quinze jours ces éruptions s'accrurent promptement et sortirent avec fièvre et malaise général; elles devinrent des ulcères fort étendus de la largeur à peu près d'une demi-couronne, et se recouvrirent d'une large croûte. Enfin il se forma un vilain ulcère sur l'amygdale gauche. Un traitement par le sublimé corrosif amena un amendement dans la gravité de ces symptômes. Bien entendu, et comme pour confirmer le diagnostic, l'enfant qui avait été changé de nourrice, infecta une seconde femme, celle-ci eut une ulcération au mamelon et des ulcères aux cuisses et aux jambes. Cette dernière guérit par l'usage du quinquina.

Ce deuxième cas donne le double exemple d'infection de nourrices par un même enfant. Les deux nourrices ont eu des accidents graves précoces, à la suite du chancre au mamelon. L'allaitement, surtout pour la première de ces deux femmes, ne doit-il pas être dénoncé comme étant la cause principale de ces ulcérations précoces, surtout si l'on note que pour elle l'allaitement était double, puisqu'elle continuait à nourrir de son lait son propre enfant, en même temps que l'enfant syphilitique. L'organisme débilité par l'allaitement, voilà l'explication de la gravité de la syphilis à la suite des chancres du mamelon dont j'ai tenu à rapporter l'histoire. J'en citerai un troisième cas plus loin.

Même gravité est souvent attribuée au chancre de la bouche, et comme pour les cas précédents, je puis fournir des exemples de syphilis malignes, consécutives à des chancres de la langue et des lèvres, mais en dehors de toutes autres causes prédisposantes, dont l'énumération sera faite dans le chapitre 3, le siége même du chancre dans la bouche peut-il être considéré comme pouvant influer sur le pronostic? Oui, certainement, et cela d'une manière toute mécanique. La moindre lésion sur la langue est une gêne pour la mastication, les mouvements deviennent embarrassés et douloureux, par la présence sur la langue d'une ulcération assez étendue, s'accompagnant souvent d'une inflammation périphérique notable : alors le malade évite de manger, condition détestable pour un organisme qui va être si fortement ébranlé.

De plus, il y a chancre, il y a plaie et suppuration, la sanie qui s'écoule de l'ulcère est sans cesse absorbée par le malade; c'est encore une cause de dyspepsie, et même d'auto-infection septicémique. Voilà l'explication de la possibilité des accidents graves, à la suite des chancres de la langue, de la gorge et même de ceux survenus après un cathétérisme de la trompe d'Eustache, fait avec des instruments souillés par le virus syphilitique.

Je citerai plus loin le cas d'un vieillard qui eut des syphilides malignes précoces à la suite d'un chancre de la lèvre (obs. 37).

Mais, continuons ; qu'y a-t-il de vrai, touchant le chancre de la lèvre? Rien n'est démontré : voici un exemple du contraire. Il s'agit d'un homme que j'ai examiné à l'hôpital Lariboisière pendant mon internat chez mon excellent maître, M. le Dr Woillez, en 1873. L'observation est purement négative ; la voici en quelques mots.

Obs. X. — Syphilis à marche normale bénigne consécutive à un chancre de la lèvre supérieure. — Pas d'accidents depuis 12 ans. Service de M. Woillez, hôpital de Lariboisière. (Personnelle.)

Le nommé C. (Léon), 36 ans, employé de commerce, eut un chancre de la lèvre supérieure, il y a douze ans. Il fut traité alors par le mercure. Les accidents qu'il éprouva se bornèrent à quelques taches sur les bras et à une alopécie incomplète. Il est vrai que depuis quatre mois il a remarqué dans la région mastoïdienne une tumeur que l'on soupçonne pour être une gomme. On lui fait prendre de l'iodure de potassium. Comme antécédents je notais alors : pas d'antécédents scrofuleux, homme robuste, figure colorée; a eu deux fois des attaques de congestion cérébrale. Vie régulière.

La marche de cette syphilis est lente, régulière et bénigne; le chancre initial siégeait à la lèvre, et cet homme bien portant, sobre et robuste, a tout supporté ; il a résisté à la cachexie syphilitique ; il n'a pas eu d'accidents ulcéreux de la peau, ni précoce, ni tardif, après douze ans écoulés depuis la contamination.

Les exemples de chancre buccal sont fréquents, c'est ainsi qu'en mai 1875, j'en voyais deux cas chez M. Lailler : un mari, porteur d'un chancre à la lèvre supérieure, ayant donné à une femme, alors sa fiancée, un chancre de la lèvre inférieure.

Mais je ne relate pas ces faits ici, car ils sont trop récents, le chancre du mari, datant du mois de décembre 1874, celui de la femme datant à peine de trois mois.

Au même moment, deux hommes entraient chez M. Besnier, ayant chacun un chancre de la lèvre supérieure.

Or, ces trois hommes sont tous trois manifestement alcooliques, la femme est maigre et chétive, quoi d'étonnant si les syphilis consécutives étaient empreintes de gravité dans tout ou partie de cette série de cas.

En terminant l'étude de ces faits, je crois utile de relater en cette place, un fait de chancre de la lèvre, suivi d'accidents tertiaires précoces (syphilides malignes précoces) que j'ai observé, cette année, dans le service de M. E. Vidal, à l'hôpital Saint-Louis.

Les conditions toutes particulières où cette jeune fille s'est trouvée, expliquent, ce me semble, suffisamment le cachet de gravité extrême dont a été empreinte la syphilis qu'elle contracta, dit-elle, en buvant dans le verre d'une amie, atteinte de plaques muqueuses de la bouche.

Obs. XI. — Syphilides malignes précoces. — Chancre phagédénique de la lèvre supérieure, hémorrhagies par ulcération de l'artère coronaire, chloro-anémie, cachexie profonde, accidents tertiaires précoces Service de M. E. Vidal. — Observation personnelle.

La nommée S..., âgée de 23 ans, domestique, est entrée le 31 janvier 1874, dans le service de M. Vidal; elle se trouvait alors dans un état de marasme des plus caractérisés.

L'histoire de sa maladie a été relatée avec soin par les internes de service; mais voici les renseignements rétrospectifs des plus intéressants que j'ai recueillis en mars 1875, alors qu'en pleine convalescence, cette jeune fille, très-intelligente, fut soumise à mon examen,

Antécédents. — Son père est mort poitrinaire, il toussait et crachait du sang. Sa mère est d'une bonne santé, elle vit encore ; le reste de la famille est bien portant. Dans sa première enfance, la malade se souvient qu'elle était sujette aux maux d'yeux persistants; pas de cicatrices de scrofules; pas de gourme, elle ne toussait pas. Réglée à l'âge de 12 ans, l'écoulement menstruel a toujours été très-abondant, durant parfois 12 jours. Elle dut consulter le Dr Carpentier en 1873, pour un état de chloro-anémie très-marqué (syncopes fréquentes, essouflements, courbature, pâleur extrême de la face). Ce médecin prescrit du quinquina, de la poudre de fer et des pilules. La malade attribuait son mauvais état de santé à ce que étant domestique dans une maison, elle était obligée depuis deux ans de faire un travail double de celui qu'elle faisait antérieurement.

C'est vers le mois de mai qu'elle alla de nouveau consulter le Dr Carpentier, pour un bouton apparu depuis quinze jours à la partie médiane de la lèvre supérieure ; ce bouton grossissait, sa dureté, son extension, sa persistance l'inquiétaient ; enfin, elle n'était plus en train, et se plaignait d'un sentiment de lassitude tel, qu'elle ne pouvait travailler.

Ce bouton était un chancre induré, il s'accompagnait d'un gonflement monoganglionnaire sous la mâchoire, côté gauche. Cette jeune fille menait une vie très-régulière. Elle se souvient d'avoir bu dans le verre d'une de ses compagnes qui était malade. Quoiqu'il en soit, le 2 mai, en retirant un cataplasme, il se produisit une *première hémorrhagie* en nappe peu copieuse. Dix jours après son admission à l'Hôtel-Dieu, vers le 18 mai au matin, pendant la visite, elle eut une *deuxième hémorrhagie*, mais celle-ci était très-abondante ; le sang jaillissait à distance par jets saccadés et ave force. On dut faire une compression méthodique, après l'application de perchlorure de fer. Le sang, dit la malade, sortait d'un creux qui s'était formé au centre du chancre ; sans doute, à cette époque, il y eut ulcération de l'artère coronaire labiale supérieure.

Après cet accident, la malade ne mangeait plus, elle n'avait plus de sommeil, elle restait étendue dans son lit, et elle entendait dire autour d'elle qu'elle était perdue.

Trois semaines plus tard, se déclara une *troisième hémorrhagie*, celle-ci dura plus longtemps, car elle se déclara dans la journée, et il fallut faire venir l'interne de garde. La malade devint alors tellement faible qu'au moindre mouvement elle tombait en syncope, elle dut garder le lit, jusqu'à sa sortie de l'hôpital en octobre 1873.

Dès le début on note un gros ganglion situé dans la région sous-maxillaire gauche; ce ganglion devenu fluctuant, fut ouvert et pansé avec de la charpie et une substance jaune, puis on appliqua des cataplasmes. Il se produisait des croûtes qui tombaient et se renouvelaient pendant des mois. Malgré les pansements les plus variés, le chancre devenu phagédénique s'étendait en surface, détruisant presque toute la lèvre supérieure et la cloison du nez.

Accidenls secondaires; des *éruptions généralisées* à toute la *surface du corps* se *montrèrent* puis disparurent sans laisser de traces, puis survinrent sur les membres, des boutons qui se sont ulcérés : la malade ne peut préciser l'époque exacte du début de leur apparition : ce qu'elle peut affirmer, c'est qu'en octobre 1873, lors de sa sortie, cinq mois après le début, elle avait le corps couvert de plaies et que beaucoup des cicatrices dont elle porte les nombreuses traces, remontent à cette époque. Durant tous ces accidents pas de plaques muqueuses de la vulve, de l'anus, non plus que du voile du palais. Après avoir passé quelques mois chez sa sœur à Puteaux, ne trouvant pas d'amélioration dans son triste état, elle vint en janvier 1874, réclamer les soins de M. Emile Vidal.

C'est alors que mon collègue et ami Percheron l'examina et recueillit l'observation, dont je ne puis donner ici qu'un résumé (1).

(1) Cette observation très-curieuse présente quelques points remarquables, que je crois utile de discuter.

1° C'est bien par la lèvre que débuta la syphilis. Je n'ai pas assisté au début des accidents, mais la relation que j'ai écrite sous la dictée de la malade, paraît incontestable ; j'ai pris des informations et tout s'est bien passé, paraît-il, dans l'ordre qu'elle a indiqué. La lèvre supérieure a selon moi, été bien réellement le point de départ des accidents.

2° Quant à la nature de cette lésion initiale, c'était un chancre, un chancre induré. Mais ce chancre induré est devenu phagédénique à cause du terrain. Cette suppuration ganglionnaire est un fait anormal, j'en conviens, mais moins anormal assurément que le chancre mou céphalique, qui est d'une extrême rareté. D'ailleurs, peu après, des accidents secondaires se sont montrés : une roséole ; ce qui prouve qu'il s'agit bien d'un chancre infectant syphilitique ; la suppuration ganglionnaire a dû se développer sous l'influence du phagédenisme et surtout des traitements employés : perchlorure de fer, nitrate d'argent.

3° S'agit-il d'une première manifestation tertiaire d'une syphilis déjà ancienne ; c'est une opinion invraisemblable, 1° parce que le diagnostic

Au moment de l'admission, la gencive supérieure est à nu, par suite de la destruction de la lèvre supérieure, la sous-cloison du nez est détruite. Il y a autour de la bouche une surface rouge à contours irréguliers. Croûtes épaisses sur le front. Nombreuses ulcérations sur le corps. Œdème généralisé du membre inférieur gauche. Maigreur extrême. Régime tonique.

On pèse la malade : 35 kilogrammes le 26 février 1874 ; 38 kilogrammes 500 grammes en avril. Elle pesait 67 kilogrammes 500 grammes avant d'être malade. Après un séjour au Vésinet, elle rentre le 1er septembre 1874, elle pèse alors 48 kilogrammes. Diminution des squames psoriasiformes qui depuis plusieurs mois couvraient tout son corps. Le 10 novembre, elle pèse 51 kilogrammes.

En juin 1875, je revois la malade dans la salle, elle paraît avoir repris de la gaieté et de la force. L'amélioration semble de plus en plus accusée et persistante.

Telle est cette longue suite d'accidents, ayant débuté par un chancre de la lèvre supérieure chez une jeune fille chloro-anémique. J'ai dû abréger beaucoup les nombreux détails qui sont signalés dans l'observation, je n'ai voulu insister que sur les antécédents. Ce sont eux qui expliquent tout. Le chancre initial est devenu phagédénique chez cette jeune fille, parce qu'elle était chloro-anémique, domestique, épuisée par le travail, peut-être homœophile et sûrement tuberculeuse.

Le siége spécial du chancre a-t-il joué un rôle évident pour augmenter la gravité des accidents ? Certes oui ; car, étant phagédénique, le chancre a détruit toute l'épaisseur de la lèvre, d'où l'érosion d'une artère, et de là deux hémorrhagies tellement abondantes que la malade, perdant

porté par différents médecins a été *chancre induré au début*, et que, d'après l'interrogatoire réitéré et très-circonstancié que j'ai fait, la malade n'avait jamais antérieurement éprouvé les troubles qui signalent souvent l'invasion de la syphilis, troubles que nous voyons au contraire coïncider avec le début de l'accident local diagnostiqué *chancre*, en ville et à l'Hôtel-Dieu, et être suivie bientôt d'une roséole et d'éruptions superficielles généralisées.

ses forces tout à fait, a dû garder le lit, sous menace de syncopes.

On comprend, dès lors, combien mal préparée était cette jeune fille, à supporter les causes d'affaiblissement et de déperdition qu'entraîne presque fatalement la syphilis dont elle venait d'être atteinte.

Malgré les observations de syphilis malignes précoces que j'ai rapportées moi-même dans ce chapitre, je dirai plus, par suite même de l'étude attentive de ces faits, je crois pouvoir conclure que la gravité de la syphilis n'est pas nécessairement liée au siége du chancre initial, j'ai insisté suffisamment, je le pense, sur les conditions où ce siége spécial pouvait placer le malade : tel que la gêne de l'alimentation pour le chancre de la langue. C'est à cela seulement que se borne la relation qui peut exister entre le siége de la première manifestation syphilitique, et la gravité des accidents ultérieurs,

Deux mots maintenant sur la forme de cette première lésion.

Comme je le retrouverai bientôt dans plusieurs de mes observations, la forme du chancre peut faire dans quelques cas pronostiquer la gravité de la syphilis et doit attirer l'attention du médecin. — C'est ainsi que je retrouve plusieurs fois cette coïncidence du phagédénisme au début des véroles malignes, indiquée par M. Bazin, M. Ricord, etc., et que la persistance, l'incurabilité d'un chancre induré doit être aussi regardé comme un avertissement sérieux, car alors la forme insolite peut être la première manifestation de la malignité de la maladie, ou mieux, de l'influence néfaste d'un mauvais état général.

Mais à propos de cette loi de concordance entre le chancre et la vérole qui le suit, et tout en admettant, avec V. Bassereau, qu'il est vrai qu'un chancre ulcéreux, étendu, fortement induré, et surtout à tendance phagédénique, appelle à sa suite, en général, une syphilis secondaire sérieuse, immédiatement féconde en accidents multiples et en accidents précoces, c'est-à-dire devançant le terme de leur éclosion normale dans la chronologie habituelle de la diathèse, M. A. Fournier écrit quelques lignes plus loin, ce correctif, qu'il regarde comme très-important : « Les accidents tertiaires les plus graves n'ont souvent eu pour point de départ que le chancre le plus petit, le plus faiblement induré, le plus bénin, le plus insignifiant. »

En résumé, la nature des accidents dont était porteur le sujet infectant, non plus que l'origine du virus, non plus que le siége, et jusqu'à un certain point l'aspect du chancre initial chez le sujet infecté, ne peuvent faire supposer la gravité, la précocité des accidents ultérieurs. C'est uniquement, comme je vais m'efforcer de la démontrer par des faits, dans l'examen des conditions de résistance du sujet contaminé, dans une influence de terrain, si je puis ainsi dire, que l'on retrouve les causes des évolutions graves, malignes, précoces ou tardives des manifestations syphilitiques.

Cette étude sera l'objet du chapitre suivant.

CHAPITRE III.

QUELLE EST L'INFLUENCE DU TERRAIN ?

SOMMAIRE : Opinion de quelques auteurs sur l'influence du terrain. — Un tableau résumé de 30 observations, dont 27 inédites. — Le nombre des femmes est plus faible d'un tiers. — La raison de cet écart. — L'alcoolisme chez la moitié des sujets observés. — Deux mots su l'alcoolisme chronique pour expliquer l'apparition précoce des syphilides ulcéreuses de la peau. — Observations démonstratives. — De la scrofule, de l'état lymphatique, des cachexiés dans leurs rapports avec la production de l'ecthyma. — Observations. — Cachexie syphilitique unissant son action aux autres causes débilitantes à tendance ulcéreuse. — Influence du siége de Paris. — Observations. — Influence de la débauche, de la fatigue, de la misère, des chagrins profonds, de la grossesse at de l'allaitement. — Observations. — Un cas de syphilides malignes précoces chez un homme de 52 ans, affaibli par l'âge et le chagrin. — Conclusions : C'est le terrain qui modifie la marche de la syphilis. — C'est par l'amélioration du terrain qu'on luttera contre l'apparition des syphilides tertiaires, tardives ou précoces.

Dans le cours des pages précédentes, j'ai incidemment présenté des observations qui sont des types de syphilides malignes précoces survenues dans des conditions spéciales. Deux de ces observations avaient été puisées dans Hunter (observations 8 et 9). C'étaient deux cas de syphilis consécutive à un chancre du sein.

J'ai aussi rapporté deux cas de syphilis exotique (observation 1 et 2). Dans ces cas les victimes étaient des alcooliques et débauchés ; puis enfin, j'ai rapporté un beau cas de syphilis vaccinale (observation 7) et (observation 11) la curieuse histoire des accidents très-graves survenus chez une jeune fille à la suite d'un chancre phagédenique de la lèvre supérieure. — Avant de commencer l'étude du terrain, j'ai cru utile de rappeler ces cas disséminés dans les autres parties de ce travail, car selon moi leur véritable place est bien ici, à côté de ceux dont je vais actuellement raconter l'histoire et discuter l'étiologie.

Dans des leçons que j'ai déjà eu l'occasion de citer, M. Diday (1) a décrit et étudié la syphilis forte et la syphilis faible; cet auteur n'en constate pas moins, avec beaucoup de raison, l'*influence du terrain*. Il croit même qu'il y a des idiosyncrasies réfractaires, et cela, d'après des expériences d'inoculations vainement tentées, sur des sujets, ayant déclaré n'avoir pas eu antérieurement la syphilis.

Ce qui est incontestable, c'est l'influence de la vie passée et de la vie actuelle chez le sujet contaminé ; ces influences peuvent se contrarier, se combattre, ou tout au contraire s'associer : de là le cachet de bénignité ou de gravité qu'elles impriment plus ou moins franchement aux accidents syphilitiques ultérieurs.

Voici d'ailleurs l'opinion que je retrouve dans le Traité de thérapeutique (Trousseau et Pidoux) (2).

« Lorsque la syphilis atteint un individu en état de santé apparente, les tendances pathologiques de l'organisme atteint se montrent en général, en donnant à la syphilis un aspect et une marche spéciale. C'est pour cette raison que l'on voit les scrofuleux avoir plus fréquemment que d'autres des syphilis ulcéreuses et suppuratives, les goutteux des syphilides tuberculeuses, et les dartreux des syphilides irritables et difficiles à traiter. »

Pour moi, je n'ai pas, ce me semble, de meilleur argument à fournir pour prouver l'*influence du terrain* que de donner ici, le résumé des observations que j'ai recueillies, en vue de mon travail. On trouvera sous le titre *État général* la nomenclature suivante : Lymphatisme et scrofule, alcoolisme, fatiques et misères, chagrins, convalescence de maladies graves.

(1) Diday, loco citato, p. 50.

(2) Trousseau et Pidoux. Traité de thé apeutique, t. I, p. 264, 8e édition

TABLEAU résumé des Observations de syphilides malignes précoces

	Nos D'ORDRE — SERVICE où LE MALADE a été observé	SEXE et AGE	PROFESSION	SIÉGE DU CHANCRE époque d'apparition des ACCIDENTS ulcéreux	SIÉGE PRÉDOMINANT des ACCIDENTS ulcéreux	ÉTAT GÉNÉRAL: Lymphatisme et scrofule	Alcoolisme	Fatigues et misères	Chagrins	Convalescence des maladies graves.	REMARQUES
1	Obs. I. M. Besnier.	H., 34 ans. P.-Jean.	ancien soldat. Cochinchine,	verge. 3 mois.	jambes.	0	1	0	0	0	Syphilis exotique. — Cochinchine.
2	Obs. II. Consultation.	H., 23 ans. Log. Adolphe.	artiste dramatique. au Caire.	prépuce. 2 mois 1/2	généralisation.	1	1	1	0	0	Syphilis exotique. le Caire.
3	Obs. VII. M. Vidal.	F. 20 ans. M. Marie.	coutorière.	bras. 2 mois.	généralisation.	1	0	1	1	0	Syphilis vaccinale. — Siége de Paris.
4	Obs. VIII. Hunter.	F.	nourrice.	sein. x.	bras et jambes.	0	0	1	0	0	Renseignements incomplets.
5	Obs. IX. Hunter.	F.	nourrice.	sein x.	visage.	0	0	1	0	0	Renseignements incomplets.
6	Obs. XI. M. Vidal.	F., 22 ans. S.	domestique.	lèvre supérieure. moins de 5 mois	généralisation.	1	0	1	0	1	Chancre phagédénique. — Hémorrhagies.
7	Obs. XII. M. Lailler.	F., 27 ans. Jenny P.	blanchisseuse.	chancre du col? date incertaine.	nez, membres.	0	1	0	0	0	
8	Obs. XIII. M. Hardy.	H., 26 ans. Berg.	tourneur en cuivre.	verge. 2 mois environ.	membres	0	1	1	0	0	Chancre phagédénique.
9	Obs. XIV. Thèse de Renault.	H., 36 ans. B. L.,	cordonnier.			0	1	0	0	0	Renseignements incomplets.
10	Obs. XVI. M. Besnier.	H., 40 ans. Dum. L.	menuisier.	verge. Au moment du chancre.	généralisation.	1	1	1	0	0	Siége de Paris.
11	Obs. XVII. M. Lailler,	H., 22 ans. Bruy. Jules.	voyageur de commerce.	verge. 4 mois.	nez.	0	1	0	0	0	
12	Obs. XVIII. M. Guibout.	H., 34 ans, Gen. Prosper.	garçon de café.	lèvre supérieure. 6 semaines.	généralisation.	0	1	1	0	0	Chancre phagédénique.
13	Obs. XIX. M. Guibout.	H., 20 ans. Wor.	maquignon	verge. 1 mois environ.	jambes.	1	1	1	1	0	Chancre phagédénique. — Idées de suicide.
14	Obs. XX. M. Guibout.	F., 25 ans. C.	gantière de Rennes.	vulve. 2 mois.	face.	1	0	1	1	1?	Rhumatisme.
15	Obs. XXI. Consultation.	H., 28 ans. L. C.	homme de peine, à Strasbourg.	verge. 4 mois,	cuisses, lèvre inférieure.	1	0	1	0	0	
16	Obs. XXII. M. Hardy.	H., 33 ans. L. Simon.	fondeur.	verge. moins de 1 mois.	jambes.	1	1	1	0	0	
17	Obs. XXIII. M. Hardy.	H., 25 ans. Chansol.	garçon de salle.	verge. 5 mois.	face interne de la cuisse, dos, épaules.	0	0	1	0	0	Siége de Paris.
18	Obs. XXIV. M. Vidal.	F., 28 ans. Viet. Alob.	ménagère.	amygdale? époque incertaine	pied, jambes.	1	0	1	1	0	Siége de Paris.
19	Obs. XXV. M. Horteloup.	H., 20 ans. Gauth. Albert.		verge. 1 mois.	jambes et dos.	0	0	1	1	0	Albumine dans les urines.
20	Obs. XXVI. M. Lailler.	H., 45 ans. D. Alexandre.	comptable.	verge. environ 5 mois.		0	0	0	1	0	
21	Obs. XXVII. M. Guibout.	H., 22 ans. Nicolas B.	ébéniste.	verge, environ 2 mois.	jambe, face.	1	0	0	1	0	
22	Obs. XXVIII. M. Siredey.	F., 35 ans. Fiore S.	femme de la campagne.	vulve. environ 3 mois après contamination.	membres et tronc.	1	0	0	1	0	
23	Obs. XXIX. M. Hardy.	H., 39 ans. Bon. Gustave.		verge. 2 mois.	jambes, cuisse.	0	1	1	0	0	
24	Obs. XXX. M. Hillairet.	H., 33 ans. Moul. Jean.	tourneur en cuivre.	verge. 3 semaines.	cuir chevelu.	0	1	1	0	0	
25	Obs. XXXI. Consultation.	H., 21 ans. Rair Léon.	emballeur.	bourses. Epoque douteuse mais de moins de 6 mois.	jambes.	1	1	1	0	0	
26	Obs. XXXII. M. Horteloup.	H., 25 ans. Blag. Nicolas.	raffineur.	balanopréputial. 2 mois 1/2.	front, épaules, jambes.	0	1	1	0	0	
27	Obs. XXXIII. M. Hillairet.	H., 21 ans. Roll. Julien.	bijoutier.	verge. 2 mois environ.	jambes.	0	1	1	0	0	
28	Obs. XXXIV. M. Lailler.	F., 31 ans. Mme Be.	nourrice.	sein, moins de 3 m. après le début de l'allaitement.	jambes, cuisses et bras.	0	0	1	0	1	Chancre phagédénique, — Hémorrhagie.
29	Obs. XXXV. M. Hardy.	F., 24 ans. Mull.	allaitement.	chancre du col? immédiatement.	épaules.	1	0	1	0	1	Allaitement pénible.
30	Obs. XXXVII. M. L. Labbé	H., 52 ans. L. Eugène.		chancre de la lèvre	jambes et bras.	0	0	1	1	0	Accouchement, allaitement.
	RÉSUMÉ :	20 Hommes. 10 Femmes.				13	15	23	9	4	

NOTA. Les observations marquées d'un * ne sont pas personnelles. — Toutes les autres ont été recueillies par moi au lit des malades.

J'ai marqué un signe dans chacune de ces colonnes en face du numéro de l'observation, toutes les fois qu'une ou plusieurs de ces conditions accompagnaient les accidents syphilitiques, de telle sorte qu'on peut se rendre compte facilement de l'ordre de fréquence suivant laquelle se trouvent associés ces états divers, chez les trente sujets qui font la base de mon argumentation.

Voici d'ailleurs ce tableau résumé :

D'après le relevé de ce tableau, on constate que sur les 30 cas, tous soumis à mon observation, sauf 3 (les deux cas puisés dans J. Hunter, et le cas de la thèse de Renault) ; sur 30 cas, dis-je, il y a 20 hommes et 10 femmes seulement.

Faut-il donc admettre que les accidents tertiaires, précoces sont réellement moins fréquents chez la femme que chez l'homme ? Malgré le petit nombre de faits sur lequel repose mon travail, malgré le peu temps qu'à duré la période durant laquelle j'ai fait ce relevé, et tout en tenant compte de causes d'erreurs multiples, cette différence de deux tiers en moins me paraît assez forte pour permettre de conclure à la réalité de la moins grande fréquence des accidents tertiaires précoces de la peau chez la femme. Cela provient-il de la bénignité de la légion initiale, du chancre primitif, qui est si bénin qu'il passe souvent inaperçu ?

Certes la difficulté de préciser l'époque d'invasion chez la femme peut bieu m'avoir fait méconnaître des accidents ulcéreux précoces, lorsque j'étais en présence d'ulcérations syphilitiques chez la femme, mais quant à une loi de concordance entre la bénignité du chancre et les accidents consécutifs, cette loi n'existe pas. Ce qu'on peut dire, c'est que comme l'a indiqué M. Bazin, j'ai noté plusieurs fois le phagédénisme du chancre, mais à part cela, la lésion initiale a été tantôt très-marquée, tantôt large, tantôt très-circonscrite.

Non, la véritable explication de cet écart se retrouve par la lecture de mon tableau statistique, à l'étude de l'état général des sujets observés. — Que voit-on, en effet ? Treize individus dont l'organisme était originellement faible, lymphatisme ou scrofule, puis quinze alcooliques.

La moitié de nos malades étaient alcooliques! et sous ce nom, je n'ai classé que ces grands buveurs de quinze à vingt bocks de bière, quatre ou cinq litres de vin, etc., car malheureusement dans la clientèle spéciale de l'hôpital Saint-Louis, on peut affirmer que les deux tiers sont des ivrognes, plus ou moins : mais parmi ces quinze alcooliques, une seule femme qui n'était ni lymphatique, ni misérable ; cette blanchisseuse, observation 12, que j'ai observée chez M. Lailler, ancienne maîtresse d'un capitaine de navire, et c'est même la seule cause à laquelle j'ai pu ici attribuer la marche anomalement grave de la syphilis.

Mais si dans ce tableau, trop restreint malheureusement, pour permettre d'établir des chiffres d'une statistique rigoureuse, si une femme sur 10 était alcoolique, 14 hommes sur 20, au contraire, ont avoué cette funeste passion, c'est-à-dire les trois quarts. — Ce n'est donc plus une question de sexe, mais une question d'habitudes différentes, d'une hygiène meilleure.

En continuant cet examen rapide de notre tableau je trouve 23 fois constatées, comme antécédents, les fatigues et misères. — Sous ce titre, j'ai dû grouper tous les faits où l'organisme me paraissait avoir été, en quelque sorte, surmené, et cela aussi bien par suite d'un travail plus ou moins péniblement effectué, que par suite d'une alimentation insuffisante ou défectueuse, ou bien encore le manque d'un sommeil réparateur. — C'est donc dans ce groupe que j'ai rassemblé ces cas d'individus devant travailler seize et dix-huit huit heures par jour ; ceux exposés par leur profession à la chaleur débilitante d'un feu violent, on bien au travail de nuit ; mais aussi j'ai dû ranger ces nombreux débauchés qui s'épuisent dans les plaisirs les plus fatigants et les plus variés,

Ce groupe de 23 forme une unité, en ce sens que malgré des causes diverses, le résultat est le même: une débilitation profonde de l'économie, un état cachectique marqué.

Dans une autre colonne intitulée *chagrins*, j'ai noté 9 cas. — Je m'expliquerai plus loin.

Dans une dernière colonne 4 cas ont été rassemblés sous le nom de convalescence de maladies, ce sont : une fois des hémorrhagies ; une fois, rhumatisme, deux fois, accouchements récents et suivis d'allaitement prolongé.

Du reste tous ces faits ressortent bien, par la simple inspection de ce tableau, qui fait voir comment ces différentes causes se sont associées pour constituer le terrain sur lequel ont évolué les redoutables accidents dans le détail desquels je vais entrer.

Je ferai auparavant remarquer que, bien que m'étant efforcé à retracer fidèlement l'histoire complète des antécédents de mes malades, il y a eu plusieurs cas qui laissent, je l'avoue, un peu de vague dans les idées, soit pour la date précise d'apparition de l'accident ulcéreux, soit pour la description et la nature de ces accidents ; c'est que je n'ai voulu préciser et affirmer les faits que lorsque, par mes investigations, j'étais parvenu moi-même à la certitude ; on m'excusera néanmoins, je l'espère, car ces faits tout incomplets qu'ils sont, viennent, ce me semble, faire utilement nombre à côté de ceux plus minutieusement décrits, dont j'ai donné avec détails la curieuse relation.

La fréquence de l'alcoolisme me porte à étudier immédiatement les cas que j'ai rattachés à ce funeste penchant : je cemmencerai cette longue série de quinze cas par l'histoire de la seule femme qui ait avoué faire des abus d'alcool.

Obs. XII. — Syphilides malignes précoces, chez une femme alcoolique. — Accidents tertiaires trois mois après le début des manifestations syphilitiques. Service de M. Lailler. (Observation personnelle.)

La nommée Jenny P..., 29 ans, blanchisseuse, après avoir été

la maîtresse d'un capitaine de navire, vivait maritalement à Paris depuis neuf ans avec son amant, lorsqu'elle contracta la syphilis en 1873, époque à laquelle elle fut soignée par M. Siredey, à l'hôpital Lariboisière. Comme antécédents, cette jeune femme, d'aspect robuste, dit qu'elle était d'une bonne santé dans son enfance. Elle fut réglée à 15 ans, eut un enfant il y a huit ans. Elle avoue sans peine des habitudes alcooliques très-prononcées, depuis longtemps (plusieurs années), elle prend absinthe, vermouth, eau-de-vie, enfin elle boit du vin en grande quantité.

Ces habitudes furent contractées, dit-elle, durant les nombreux voyages sur mer qu'elle faisait autrefois; elle les a conservées maintenant, malgré de fréquentes pituites qu'elle éprouve le matin à son réveil.

Les premiers accidents syphilitiques datent du mois de novembre 1873 : peu après elle éprouve des douleurs dans les jointures, des étourdissements, chute de cheveux, syncopes fréquentes, elle se sentait devenir idiote, dit-elle.

On lui dit qu'elle avait alors des plaques muqueuses, et depuis six semaines elle constatait des pertes blanches très-abondantes. Elle eut une roséole à Lariboisière, fut mise au traitement par des pilules; puis elle prit du sirop de Gibert.

Un peu améliorée, lors de sa sortie de l'hôpital, elle continua ce traitement chez elle, les maux de tête disparurent, mais elle vit sur la face externe de sa cuisse droite une sorte de clou, un bouton qui, après avoir creusé s'est étalé en surface, atteignant les dimensions de la paume de la main ; peu après, elle eut une ulcération à l'aile du nez. Et l'on voit actuellement, mai 1875, une légère encoche sur le bord de l'aile droite du nez : ce dernier accident existait en janvier 1874. Puis elle eut du rupia : c'était, dit-elle, ainsi qu'on appelait les nombreux boutons recouverts d'écailles épaisses, comme des écailles d'huîtres, dont elle montra les cicatrices caractéristiques sur les membres. Les ulcérations ont commencé à paraître, tandis qu'elle avait encore de nombreuses plaques muqueuses à la vulve.

En parallèle de l'observation précédente, je citerai immédiatement celle de B..., un tourneur en cuivre qui fut admis, salle Saint-Jean, après avoir séjourné déjà dans d'autres services. -- Il s'agit d'un homme d'une constitution robuste, mais détériorée par l'abus des alcooliques.

Obs. XIII. — Syphilides malignes précoces. — Apparition des accidents ulcéreux, alors que le chancre n'était pas encore guéri, chez un alcoolique. Service de M. Hardy. (Observation personnelle.)

Berg..., 26 ans, tourneur en cuivre, né à Paris, est d'une taille élevée, il est blond, paraît d'une assez bonne constitution, ses parents étaient bien portants. A l'âge de 16 ans, il a eu une fluxion de poitrine et une pleurésie! puis à la suite un phlegmon du côté qui, après incision, se guérit rapidement. Le malade habite une chambre saine; son état n'est pas très-pénible.

Il contracta un chancre de la verge, en juin 1874, et fut traité par M. le Dr Hillairet, salle Saint-Louis, 78. Ce chancre durait depuis un mois et demi, au moment de l'admission, il était large comme une pièce de 5 francs, plus tard il grandit encore et atteint 7 centimètres.

Vers le moment de l'admission apparurent sur les bras et les jambes, le dos et dans les cheveux, des boutons qui s'ulcéraient, se recouvraient de croûtes épaisses, dures (syphilides pustulo-crustacées).

On lui prescrivit alors, tisane de salsepareille, vin de quinquina, pas de mercure; emplâtre de Vigo sur les ulcérations spécifiques. Cautérisation, avec solution de nitrate d'argent tous les trois jours, d'une plaque muqueuse de la bouche..

Ayant quitté l'hôpital au mois d'août, quinze jours après la guérison du chancre, les autres ulcérations précoces se cicatrisaient rapidement, et le malade put se remettre à travailler. Après quatre mois il se croyait guéri.

C'est après ce temps qu'il contracta une orchite, puis un bouton se montra sur le front, or, ce bouton fut le point de départ d'une syphilide ulcéreuse serpigineuse qui durait encore au moment de mon premier interrogatoire, en mars 1875.

Ce malade resta jusqu'au 5 mai 1875 dans le service de M. Hillairet, puis, ayant quitté l'hôpital, il rentra dans le service de M. Hardy, le 13 mai 1875, avec une nouvelle poussée d'accidents ulcéreux dans la tête et au dos.

Le 16 juin, il est presque guéri, mais alors se déclare une ulcération phagédénique profonde et large sur le dos de la tête de la verge.

Le 5 juillet, l'ulcère est pansé avec de la poudre d'iodoforme. Guérison de cette lésion le 1er septembre 1875.

Interrogé sur ses habitudes de vie, cet homme que je connais depuis 1870, cet homme, dis-je, me déclara qu'il était sujet à des *pituites* le matin, et qu'avant le début des accidents et depuis l'époque de la guerre, il prenait un (mêlé, anis), le matin à jeun, buvant très-largement du vin à ses repas, et de temps en temps entre ses repas; qu'il passait enfin une partie des nuits à danser et à s'amuser.

Dans ces deux cas, comme dans les observations nos 1 et 2, c'est l'abus de l'alcool qui doit expliquer la succession rapide, l'évolution anormale des accidents ulcéreux chez ces syphilitiques. — J'en publierai bientôt plusieurs autres, mais je tiens auparavant à bien insister sur cette cause, quinze fois signalée dans mes observations et qui, selon moi, ne doit pas être méconnue, car j'en ai la conviction, non-seulement les accidents ulcéreux, précoces, mais aussi les accidents ulcéreux, tardifs, naissent trop souvent sous son influence.

L'abus des spiritueux qui fait, dit-on, chaque jour de notables progrès dans le peuple, non-seulement en France mais à l'étranger (Lancereaux, Alcoolisme, Dictionnaire), a ceci de tout spécial que beaucoup, parmi les individus qui en sont victimes, présentent pendant quelque temps encore l'apparence extérieure de la santé, et d'une constitution robuste, alors que de graves lésions viscérales sont déjà en voie d'évolution. Le moindre traumatisme, un état fébrile accidentel, sont parfois les causes occasionnelles de la première manifestation d'un *delirium tremens*, mais bien souvent les altérations vasculaires, les dégénérescences graisseuses de l'alcoolisme chronique s'aggravent silencieusement, entretenues qu'elles sont d'ailleurs, par la persistance dans des habitudes invétérées (1).

(1) Lancereaux. Alcoolisme. Dictionnaire encycl. des sciences médicales.

D'après Lanceraux, l'alcoolisme chronique est en effet : « une maladie à évolution ordinairement lente et progressive, causée par l'abus prolongé des boissons spiritueuses, caracterisée anatomiquement par des inflammations spéciales, non suppuratives, ou par des dégénérescences graisseuses des organes, symptomatiquement par des troubles fonctionnels divers, portant principalement sur les systèmes nerveux et digestifs ».

Les lésions anatomiques de l'alcoolisme se présentent sous deux formes : 1° l'hyperplasie conjonctive ; 2° la dégénérescence graisseuse des éléments actifs des principaux organes. Et, dans une thèse récente, M. Renault (1) (de Saint-Denis), un ancien interne de l'hôpital Saint-Louis, s'exprime ainsi :

« Nous avons pu reconnaître que les excès alcooliques exercent une influence déterminée sur un certain nombre d'affections appartenant soit aux syphilides, soit aux affections dartreuses, ou aux éruptions printanières. » (Il aurait pu ajouter avec beaucoup de raison, à cette énumération, les affections parasitaires.) Or, M. Renault à propos de l'influence des habitudes alcooliques sur les manifestations de la syphilis conclut ainsi : « L'acoolisme est une des causes les plus puissantes des manifestations syphilitiques tertiaires de la peau. Les syphilides qui paraissent dans ces conditions revêtent principalement la forme ulcéreuse. »

Je trouve consigné dans la thèse de M. Renault le fait suivant à la page 48, sous le titre de Syphilide pustulo-crustacée, syphilide ulcéreuse de la cuisse droite ; il est bien réellement un exemple de syphilides malignes précoces, car moins de huit mois après le chancre débutèrent les ulcérations : il s'agit encore d'un alcoolique.

(1) Renault de Saint-Denis. Essai sur l'influence de l'alcoolisme dans le développement de plusieurs groupes d'affections cutanées. Thèse Paris, 1874.

Obs. XIV. — Syphilides malignes précoces chez une alcoolique.
Résumé extrait de la thèse de Renault.

Le nommé B..., cordonnier, 36 ans, un peu scrofuleux, ayant contracté un chancre, il y a huit mois, entre le 3 juin, salle Saint-Louis, n° 71. Il a pris 200 pilules de proto-iodure contre les accidents secondaires : angine, alopécie, plaques rouges sur la peau, céphalée.

Nourriture habituelle : alimentation toujours suffisante, logement un peu humide. Le malade est buveur : 1 litre 1/2 à deux litres de vin par jour : vin blanc le matin à jeun, liqueurs dans la journée, très-souvent libations copieuses, tremblement léger.

État actuel. Syphilide pustulo-crustacée sur le cuir chevelu, la face, le thorax, le creux du jarret; il y a peu de jours, et malgré le traitement, apparition d'une vaste ulcération sur la cuisse droite.

Dans ce dernier cas, comme dans ceux que j'ai recueillis personnellement, l'influence de l'alcoolisme est visible : là, une fois encore, c'est une influence de terrain : cette vérité n'avait pas d'ailleurs échappé à M. Diday, comme je l'ai relaté plus haut, et j'ai même emprunté à cet auteur l'exemple remarquable d'un homme atteint d'une syphilis maligne, parce qu'il était alcoolique, communiquant à sa femme une syphilis bénigne. (Voir chap. I.)

C'est un fait de connaissance vulgaire, l'alcoolisme chronique aggrave ou provoque les maladies cutanées, et cela sans doute, non-seulement par l'état de débilitation, la tendance à la dégénérescence graisseuse où il conduit le malade, mais aussi par les conditions spéciales de vitalité où se trouve l'appareil tégumentaire, poussées congestives fréquentes, troubles circulatoires, stases veineuses, altérations des vaisseaux.

Si donc un syphilitique alcoolique est soumis à quelque cause débilitante nouvelle, si des excès de travail, de débauches, si une misère plus grande, une alimentation défectueuse, l'exposent à des manifestations syphilitiques, c'est vers la peau, c'est par des ulcérations cutanées de formes variées que la vérole indiquera sa puissance. — Nous voyons là simplement une conséquence d'un fait nouvellement remis en lumière par M. Verneuil et ses élèves; la peau alors est atteinte, elle est ulcérée parce qu'alors c'est là qu'est le *locus minoris resistentiæ*.

Chez le nommé Vit..., alcoolique, qui fut atteint de syphilides graves, mais non précoces, c'est pendant la traversée du Mexique en France (observation n° 3) qu'est signalé le début des accidents ulcéreux qui persistent encore : je puis le comparer au cas suivant, non moins démonstratif.

Obs. XV. — Syphilis grave, non rapide ; accidents tertiaires à répétitions, survenant sous des influences déterminées. — Alcoolisme. — Captivité. — Débauches. (Observation personnelle recueillie dans le service de M. Hillairet.)

Le nommé P..., 35 ans, menuisier, né dans le département de la Haute-Saône, étant militaire, contracta la syphilis à Constantine. Il eut, en effet, un chancre induré en juillet 1863, qui fut soigné au régiment. Aucun trouble jusqu'en 1864, époque à laquelle il rentra en France, comme libéré du service militaire. Quatre mois après, en juillet 1864, M. Cazenave le soignait pour de gros boutons qu'on désignait sous le nom de rupia. Ces boutons siégeaient à la face, dans le cuir chevelu, sur les jambes et les bras.

Il prit alors des pilules de proto-iodure, de la tisane de salsepareille, et après quatrevingt-dix jours de ce traitement, le premier qu'il subit, il guérit et quitta l'hôpital.

Or, cet homme dit qu'étant soldat en Algérie, il était sobre, et qu'alors il se portait très-bien, mais que depuis son retour en France, il s'était adonné à l'alcool, et qu'il passait une partie des nuits dans la débauche.

Peu après son rétablissement, il reprit ses mauvaises habitudes tout en travaillant, et six semaines plus tard, il rentrait à l'hôpital pour une nouvelle apparition de rupia.

Un traitement bien fait l'avait rétabli ; une vie calme et régulière était suivie, il allait très-bien, lorsque survint la guerre de

1870 : fait prisonnier devant Orléans, il est conduit prisonnier à Kœnigsberg. Là il souffrit beaucoup du froid, il eut une nourriture insuffisante. Rentré en France, peu après, en mars 1871, débute à la jambe une syphilide serpigineuse. C'était, d'abord, un petit bouton qui grandit peu à peu, et dont l'ulcération a fini par constituer la cicatrice, à bords arrondis, de plus de 12 centimètres, qui est visible actuellement. Puis d'autres lésions ulcéreuses apparurent aux fesses. Un traitement à l'iodure de potassium le guérit encore en 1874. Il retourne dans son ménage, car il s'est marié depuis quelques années et vit régulièrement avec sa femme (elle est bien portante et n'a pas d'accident) ; néanmoins il rentre à l'hôpital Saint-Louis en juin 1875, cette fois pour une syphilide ulcéreuse serpigineuse. Or, ces accidents datent depuis avril, et tout l'hiver il a toussé et a souffert beaucoup, dit-il, d'une longue bronchite. On constata, de plus, facilement, qu'il a du tremblement alcoolique, et qu'il est amaigri.

Des quatres manifestations ulcéreuses de la peau de nature syphilitique qu'a présentées ce malade, trois s'expliquent très-nettement. — Les deux premières par la vie irrégulière au sortir de l'état militaire ; et la troisième par les misères de la captivité en Allemagne. — Je noterai surtout qu'il avoue très-nettement ses habitudes alcooliques, et que bien que n'étant pas un cas de syphilides malignes précoces type, les accidents tertiaires ayant débuté environ un an après la contamination ; c'est un exemple de vérole grave par l'abus de l'alcool.

En parallèle de cette observation et dans le même ordre d'idée, je publie ici un cas présentant avec lui la plus grande analogie, mais, cette fois, la marche a été très rapide et il s'agit bien réellement de syphilides malignes précoces ; ce cas a déjà été rapporté dans la thèse de mon collègue et ami, le Dr Homolle, sur les *angines scrofuleuses malignes* (observation XVII). Mais, comme j'ai été à même de l'interroger, je donnerai seulement les antécédents détaillés de ce malade qui est retenu encore à l'hôpital Saint-Louis par la persistance de ses ésions.

Obs. XVI. — Syphilides malignes précoces. — Accidents tertiaires précoces à répétition, survenant sous des influences bien déterminées. — Alcoolisme, scrofule, siége de Paris, fatigue. — Service de M. Besnier. (Observation personnelle.)

Le nommé D... (E.), 40 ans, menuisier, était, l'année dernière, dans le service de M. Hillairet, il rentra à l'hôpital Saint-Louis le 12 mai 1875 dans le service de M. Besnier; voici quelques détails complémentaires de l'observation publiée dans sa thèse par M. G. Homolle.

C'est en 1870, étant garde national pendant le siége de Paris, qu'il fut contaminé par la syphilis. A cette époque, il passait dit-il trois nuits par semaine aux remparts, et bien que malade, continuait pendant le jour à exercer sa profession de stucateur qui l'occupait cinq heures par jour à un travail assez pénible, exposé au froid et à l'humidité. Il méconnut longtemps la nature de son mal, et ne se soigna qu'après le début des accidents ulcéreux généralisés, en mai 1871. Alors il prit du bi-iodure de mercure.

Cet homme dit qu'il se soumit très-difficilement à manger le riz, le lard, le pain noir, qui constituaient en grande partie alors la nourriture; il mangeait très-peu, bien qu'il eût faim. De plus, il avoue des habitudes alcooliques antérieures; il était surtout buveur d'absinthe; enfin, il dit que, pendant longtemps dans son enfance, il eut des maux d'yeux et des ganglions engorgés.

Les accidents de syphilides ulcéreuses précoces (rupia), qui apparurent en mai 1871 après le siége de Paris, furent soignés par M. Mauriac à l'hôpital du Midi, alors que le chancre de la verge persistait encore. — Sorti après guérison, cet homme fut d'abord plus sobre, mais en 1872, il reprit ses habitndes alcooliques et en juin de la même année, une nouvelle poussée se montra.

En mai 1875, les accidents de syphilide tuberculeuse bourgeonnante et hypertrophique signalés en 1874 à l'isthme du gosier, ont envahi la langue. Il est grand fumeur.

Comme pour le cas précédent, l'alcoolisme, associé à la scrofule avec fatigues exagérées, fut la cause déterminante des poussées successives de syphilides malignes précoces dont cet homme a été frappé.

J'ai également observé un autre malade, dans le service de M. le Dr Lailler, qui était atteint de tremblement alcoolique, avec des pituites le matin, lorsqu'il contracta la syphilis. Chez lui encore les syphilides malignes précoces ne tardèrent pas à faire leur apparition.

Obs. XVII. — Syphilides malignes précoces. — Début des accidents ulcéreux trois mois après l'apparition du chancre de la verge, chez un alcoolique. — Service de M. Lailler. (Observation personnelle.)

Brug (Jules), 28 ans, voyageur de commerce, fut soigné en 1874, le 20 novembre, dans le service de M. Mauriac à l'hôpital du Midi, pour un chancre induré de la verge, contracté au mois d'octobre. Après un séjour de cinq semaines, il sortit guéri du chancre, mais il avait une roséole et une syphilide papuleuse. Il avait été soumis au traitement par les pilules de proto-iodure et bains sublimés.

En janvier 1875, débutèrent des accidents plus graves, des taches d'aspect psoriasique, nacrées, apparurent sur les bras. Enfin en février, commença à s'accentuer la déformation du nez, et, depuis le 18 février, époque de l'admission, il est atteint d'une ulcération spécifique de la narine. En avril 1875, il a autour des narines des croûtes épaisses, rocheuses, noires, qui persistent encore.

Cet homme est bien constitué, mais il est voyageur de commerce et se livre à l'abus des alcooliques. Il prend souvent quatre verres d'absinthe, de la bière, du café et eau-de-vie ; souvent du vin blanc le matin. Aussi, il a eu des pituites et conserve encore du tremblement alcoolique, bien qu'il ait amélioré son genre de vie depuis un an.

Voici un cas analogue :

Obs. XVIII. — Syphilides malignes précoces. — Chancre de la lèvre supérieure (phagédénique) chez un alcoolique. — Service de M. Guibout. (Observation personnelle.)

Genew. (Prosper), 42 ans, infirmier à Saint-Louis, entre le 30 juin 1875 dans le service de M. Guibout, pour une rechute d'accidents syphilitiques graves. Cet homme raconte qu'il a contracté un chancre en mai 1868, qui dura trois mois, et fut traité à l'hôpital du Midi. Ce chancre était un peu phagédénique, il siégeait à la lèvre supérieure. Le dix-huitième jour du chancre, le malade eut une roséole, puis *six semaines après* des pustules grosses, ayant laissé des traces cicatricielles sur tout le corps.

Il quitta l'hôpital du Midi avant guérison, mais continua de se panser avec de la poudre d'iodoforme, de prendre du sirop de Gibert et du vin de quinquina, puis de l'iodure de potassium. Il y eut un amendement dans son état, puis, deux ans après, il fut traité par M. Bazin pour une ulcération dans le cuir chevelu. Et, actuellement, 5 juillet 1875, le nez, le pourtour des lèvres, sont le siége d'une lésion hypertrophique tuberculeuse; la voix est rauque et très-altérée; la respiration est soufflante, le malade a de l'embarras gastrique. C'est pour cet état général grave qu'il vient d'obtenir son admission, salle Saint-Charles, et c'est alors que je puis l'examiner. Son corps est couvert de cicatrices arrondies, les unes blanches et lisses, les autres également lisses, mais pigmentées.

Le malade m'a dit qu'autrefois il était garçon de café sur les grands boulevards ; il travaillait dix-sept heures par jour, se couchant à une heure et demie, et se levait à sept heures du matin. Mais, il le dit lui-même, il pouvait supporter ces grandes fatigues, car, autrefois, il était robuste et n'avait jamais été malade dans son enfance. Malheureusement pour lui il buvait, chaque jour, environ huit à dix bocks de bière, et deux ou trois verres d'absinthe « sans compter le reste; » il dit qu'il avait des *pituites* le matin au moment de son réveil.

Ce n'était pas, à son dire, un débauché, il était, paraît-il, très-fidèle à sa femme. Il est père de famille et avait trois enfants avant de contracter son chancre. Malgré ses accidents, il a revu sa femme plusieurs fois et celle-ci n'a pas été contaminée, ou tout au moins n'a pas présenté d'accidents.

Après de pareils aveux sur ses antécédents hygiéniques et ses habitudes alcooliques, je n'attache que peu d'importance au mode de contamination. — Le chancre de la lèvre à son dire, aurait été contracté en buvant dans le même verre qu'un nègreprésentant alors des lésions des lèvres.

C'est encore l'alcoolisme qui est la cause dominante, qui dans le cas suivant, entraîne l'apparition d'accidents syphilitiques ulcéreux et précoces.

OBS. XIX. — Syphilides malignes précoces chez un alcoolique. — Phagédénisme du chancre induré, bubon suppuré consécutivement. Accidents multiples ulcéreux, moins de deux mois après le début, ayant laissé des cicatrices. — Accidents secondaires actuellement, un an après. — Service de M. le Dr Guibout, n° 42, septembre 1875. (Observation personnelle.)

Le nommé W..., 21 ans, contracta, il y a un an, en octobre, un chancre de la verge, qui fut traité à l'hôpital Israélite par M. le Dr Worms. Ce chancre s'étendit rapidement en surface. Il siégeait sur le dos de la verge, il en fit bientôt le tour, comme on peut le constater par la cicatrice peu profonde, mais fort étendue que montre le malade. M. Worms cautérisa ce chancre induré devenu phagédénique, avec le fer rouge. Il y eut un retentissement ganglionnaire violent, et une adénite suppurée consécutive.

Malgré la gravité de son état, ce jeune homme, un peu bizarre d'esprit, quitta cet hôpital pour rentrer une première fois à Saint-Louis, service de M. Hillairet ; c'était au mois de novembre 1874. A cette époque, le chancre phagédénique n'était pas cicatrisé, le bubon était guéri, mais déjà le malade avait sur les deux jambes de nombreux boutons, sortes de clous, recouverts d'une épaisse croûte grisâtre, au-dessous de laquelle s'écoulait un pus abondant, cela débutait par une cloche, en un mot, il paraît avoir eu alors de l'ecthyma, et cette poussée fut bien réellement de l'ecthyma profond, car on constate des traces maculeuses et cicatricielles, disséminées sur les bras, les cuisses et surtout confluentes sur chacune des deux jambes. A leur niveau, on constate une dépression facile à percevoir, puis l'épiderme est lisse, fin, tantôt blanc et transparent, tantôt, au contraire, présentant un aspect pigmenté très-notable. Ces cicatrices et macules ont des dimensions très-variables ; les unes atteignent à peine le diamètre d'une pièce de 20 centimes, d'autres dépassent celui d'une pièce de 1 franc, leur forme est régulièrement circulaire.

Au moment de son admission chez M. Hillairet, la suppuration était arrêtée, et les croûtes tombaient. On lui prescrivit : sirop de Gibert et tisane de salsepareille. Le chancre phagédénique persistant encore, fut pansé avec du vin aromatique ; puis avec de la poudre iodoforme. Il séjourna trois semaines à l'hôpital, sortit huit jours, pour rentrer de nouveau à Saint-Louis ; on lui donna alors pilules de Dupuytren et iodure de potassium ; à ce moment le chancre était guéri (15 décembre), mais il avait des plaques muqueuses dans la gorge et la bouche. Cautérisation au nitrate d'argent. Il sortit le 4 janvier 1875, put reprendre un peu son travail de maquignon, puis il dut rentrer chez M. le Dr Lailler, il y a deux mois. Il lui fut alors prescrit de la liqueur de Van Swieten dans du lait. On pansa de plus une plaque ulcéreuse du scrotum, avec de la poudre iodoforme. Cette ulcération avait les dimensions d'une pièce de 50 centimes. Il éprouvait, à ce moment, un violent mal de gorge, et déjà aussi la langue était douloureuse, tuméfiée, exulcérée.

(Cet homme, maquignon, a l'habitude de mettre du gingembre dans sa bouche.)

Après un court séjour, il sortit dix jours pour rentrer enfin le 24 septembre 1875 dans le service de M. Guibout, où je puis l'interroger, grâce à l'obligeance de mon collègue et ami Muzelier qui m'a prévenu de la présence de ce malade.

Je serai bref sur l'état actuel : la langue est gonflée, œdémateuse, douloureuse, couverte d'exulcérations à fond gris, jaunâtres, traversées par des stries rouges, des fissures ; il a la voix cassée ; on sent de nombreux ganglions mollasses, mastoïdiens. Le ma ade est porteur de fissures et de ragades à l'anus ; il perd ses cheveux.

Antécédents. — Ce garçon assez robuste d'apparence, dit qu'il a été, paraît-il, très-malade dans sa première enfance. Plus tard, il fut bien portant, cependant il a eu mal aux yeux fort longtemps, et il accuse aussi du suintement derrière les oreilles. Comme antécédents pathologiques plus récents, il indique une fluxion de poitrine, il y a un peu plus de trois mois. Le malade me dit de lui-même que pendant cette maladie, il vit disparaître son enrouement, et que sa langue, déjà très-malade, fut momentanément guérie. Malheureusement cette amélioration des accidents, sous l'influence d'un maladie inflammatoire intercurrente, signalée dans la thèse d'un élève de M. Hardy, M. le Dr Jourjou (1870), cette amélioration, dis-je, ne dura pas, et le mal avait repris toute son intensité quinze jours après.

Tous ces antécédents n'expliquaient pas l'apparition d'accidents ulcéreux spécifiques généralisés, survenus moins de deux mois après la contamination, mais interrogé sur son genre de vie, il fait les aveux suivants :

Il est maquignon, sa famille est assez riche, il a de l'argent, mais il est buveur, il confesse boire par jour deux litres et demi à trois litres de vin entre les repas ; prendre un ou deux vermouth, avant dîner, puis souvent, le soir, absorber douze, quinze et même vingt bocks de bière, sans compter le café et l'eau-de-vie qui l'accompagne. Enfin, ce jeune débauché, s'il a un métier peu fatigant, trouvait le moyen de s'épuiser en fréquentant assidûment les bals, où il faisait de nombreuses connaissances.

Je noterai enfin que, pendant cinq mois, il s'efforça de cacher sa vérole à ses parents, inventant mille prétextes pour détourner les soupçons; il éprouvait, dit-il, un tel chagrin de se voir malade, qu'il passa de nombreuses nuits sans sommeil, et qu'il eût sérieusement des idées de suicide. J'ajouterai qu'actuellement le 24 septembre 1875, il a de temps en temps le regard fixe, paraît encore très-découragé et très-inquiet. Il y a même parfois un peu d'exaltation dans ses paroles. Pas de pituites ni de tremblement alcoolique.

Parmi beaucoup d'autres, les points saillants de cette observation sont : le phagédénisme et la durée du chancre infectant ; — l'apparition précoce d'accidents ulcéreux profonds avec un caractère de généralisation, l'apparition ultérieure des accidents secondaires ; — la guérison momentanée par une pneumonie intercurrente de ces accidents : — la persistance des accidents secondaires de la bouche, entretenus par l'abus du tabac et l'habitude professionnelle de mettre du gingembre dans la bouche ; — enfin et surtout l'alcoolisme compliquant la situation.

S'il est incontestable que les syphilides malignes précoces, comme les syphilides ulcéreuses tardives, se rencontrent fréquemment chez les alcooliques, il ne s'ensuit pas évidemment que l'abus des spiritueux entraîne fatalement ces graves manifestations de la syphilis ; car, on ne peut en douter à l'hôpital, presque tous les malades sont alcooliques à des degrés divers, et les syphilides malignes précoces sont exceptionnelles et les accidents tertiaires ne surviennent pas toujours chez eux, même tardivement.

Mais un tel aveu ne doit pas me porter à méconnaître la relation intime entre l'alcoolisme et les manifestations ulcéreuses de la syphilis : ne trouve-t-on pas des rhumatisants qui s'exposent au refroidissement sans être atteints de manifestations rhumatismales, et pourtant nul ne méconnaît la puissance du refroidissement dans les manifestations de la diathèse rhumatismale !

L'alcoolisme est une cause fréquente, mais ce n'est pas la seule ; et bien souvent ce n'est qu'une sorte de superfétation; une mauvaise condition qui unit ses déplorables effets à un vice originel ou acquis, à la scrofule, au lymphatisme si fréquents parmi les habitants des classes pauvres dans les grandes villes.

J'ai noté treize fois, dans mon tableau, les antécédents lymphatiques ou scrofuleux chez les sujets que j'observais, mais ce nombre est inférieur à la vérité, ce n'est qu'un minimum. Certes, il eût été intéressant d'approfondir davantage cette question, de séparer, par exemple, deux états différents comme la scrofule et l'état lymphatique, mais j'ai dû y renoncer, à cause des difficultés insurmontables en présence desquelles je me suis trouvé.

Les renseignements que peuvent fournir les malades sont vagues, incertains, et fatalement entachés d'inexactitude ; insouciants de leur personne, pour la plupart, ils ne signalent que les faits qui frappent leur esprit, et l'on n'a pas la ressource d'interroger leurs parents sur des accidents parfois très-éloignés. — Il est donc bien difficile de se faire une idée précise de la gravité des manifestations antérieures de la scrofule, par exemple, à moins de retrouver des traces indélébiles de cette diathèse. Or, bien des scrofuleux n'ont pas de cicatrices, bien des ophthalmies du jeune âge disparaissent sans presque laisser des traces. La difficulté est peut-être plus grande encore pour apprécier l'état lymphatique du jeune âge.

Quoi qu'il en soit, sur ce chiffre de treize cas on trouve dans mon tableau 6 femmes sur 10 et 7 hommes sur 20.

Toujours ce mauvais état général antérieur était aggravé par les conditions spéciales où se trouvait le malade syphilitique : c'est ainsi que sur ces 6 femmes lymphatiques ou scrofuleuses 3 relevaient d'une maladie grave ou débilitante (obs. 11, 20, 35) ou bien venaient d'être surmenées par des fatigues exagérées, ou bien encore, victimes de leur impressionnabilité, étaient tombées dans un profond chagrin. — La même association de causes diverses se retrouve pour les hommes. — Chez eux, c'est surtout la fatigue causée par des excès de travail ou de débauches (surtout de débauches) qui vient compliquer la situation. — Je rappelerai enfin cinq fois l'adjonction de l'alcoolisme (obs. 2, 16, 19, 22, 31) et pour terminer, j'ajouterai qu'il y a quatre cas de syphilides malignes précoces datant de l'époque du siége de Paris.

Voici un exemple typique de syphilides malignes précoces. Ce cas a fait l'objet d'une clinique publiée cette année dans l'*Union médicale* par M. Guibout.

Voici quelques détails sur cette pauvre femme que j'ai pu interroger moi même.

Obs. XX. — Syphilides malignes précoces. — Ecthyma profond (rupia) deux mois après le chancre. — Chez une jeune femme scrofuleuse et soumise à une débilitation profonde par les fatigues, les chagrins et la misère, et l'apparition d'un rhumatisme.

La nommée C..., 26 ans, gantière, née à Rennes, est entrée le 27 novembre 1874, dans le service de M. Guibout, pour des accidents graves de syphilis. Voici les renseignements recueillis par moi, en mars 1875.

Antécédents. — Son père est mort d'une fluxion de poitrine; sa mère, d'une maladie aiguë de poitrine, en peu de jours. Parmi ses frères plusieurs sont morts jeunes, deux d'entre eux étaient phthisiques.

Pour elle, elle a eu la gourme dans sa première enfance, jusqu'à l'âge de 8 ans, de la blépharite ciliaire jusqu'à 15 ans. Elle habitait la campagne jusqu'en 1874. Réglée à 11 ans et demi, elle eut un enfant, il y a six ans; celui-ci est bien portant.

Au mois de mai 1874, sa mère mourut. Cette mort fut la cause d'un violent chagrin, elle perdit l'appétit et le sommeil ; de plus, elle fut obligée de travailler beaucoup plus pour gagner, à elle seule, de quoi élever son enfant. Plusieurs fois, malgré sa faiblesse, elle dut passer des nuits à travailler pour augmenter son salaire. Ce travail forcé dura quatre mois. C'est alors, et durant ces mauvaises conditions de santé, qu'elle eut un rapport sexuel le 4 novembre 1874, avec la personne qui lui communiqua la syphilis, un militaire venant du Havre. Je n'ai pu avoir de détails précis sur cet homme.

Le 10 novembre, une grosseur dans l'aine la détermine à consulter un médecin ; celui-ci reconnut alors l'existence d'un chancre à la vulve, fit faire des pansements au vin aromatique et même appliquer des sangsues sur le côté. Peu de jours après, se montrèrent des plaques muqueuses de la vulve, et dès lors, elle ne mangeait plus, et ne pouvant plus travailler, elle tomba dans la misère absolue.

Le 27 novembre, au moment de l'admission, elle avait des plaques muqueuses et le chancre était visible.

L'état général était déplorable, la malade ne pouvait se tenir debout ; de plus, à la fin de décembre, on dut la traiter dans le service pour un rhumatisme articulaire aigu, par du sulfate de quinine. Ce rhumatisme débuta par les poignets, puis il se généralisa progressivement ; elle eut même quelques symptômes cérébraux ?

Durant les premiers jours de janvier 1875, alors que ce rhumatisme était guéri, apparurent *trois boutons* au milieu du front. C'était le début d'une éruption en pleine activité en mars, et que M. Guibout a désignée sous le nom de rupia syphilitique. Les premières manifestations de syphilides ulcéreuses graves commencèrent donc moins de deux mois après la contamination. Et malgré le traitement suivi, il persiste encore de grosses croûtes en écailles d'huîtres sur la face.

Le 19 mai. Des poussées de rupia se sont successivement déclarées sur la face, dans le cuir chevelu ; cette femme est dans un état déplorable : elle a un aspect hideux, avec une odeur fétide. Les croûtes sont tellement confluentes qu'elles se touchent en plusieurs points et constituent une sorte de masque écailleux d'un vert sombre.

Le 6 juin. L'état général est toujours mauvais. Les croûtes sont moins épaisses et moins larges depuis quelques jours.

Le 29 septembre. Etat général toujours mauvais; poussées ulcéreuses.

Un pareil fait est typique ; ce sont bien des *syphilides malignes précoces*, qui se sont montrées avant la fin du deuxième mois écoulé, et même dans leur forme la plus tenace et la plus intense. Mais aussi que de causes, et comme le terrain y était préparé ! Antécédents scrofuleux très-marqués, frères phthisiques. Chagrins profonds, insomnie et travail exagéré, puis pour mettre le comble, une maladie des plus débilitantes, un rhumatisme articulaire aigu !

Voici un exemple de syphilides malignes précoces chez un scrofuleux ; cette fois, il s'agit d'un homme de 28 ans qui après avoir eu des accidents graves à Strasbourg est venu consulter à l'hôpital Saint-Louis.

Obs. XXI. — Syphilides malignes précoces chez un scrofuleux. (Personnelle.)

Au mois de juin 1875, vint à la consultation un homme, L. S..., âgé de 28 ans, atteint de lésions ulcéreuses multiples de nature syphilitique. Ces accidents tertiaires à forme serpigineuse siégeaient aux deux jambes. De plus, le malade avait depuis plusieurs mois une ulcération profonde taillée à pic de la lèvre inférieure au voisinage de la commissure. Le fond était grisâtre et sanieux, elle atteignait les dimensions d'une pièce de 50 centimes et s'accompagnait d'œdème de la lèvre. Il y avait en outre des plaques muqueuses sur le pilier du côté droit et une ulcération superficielle de l'amygdale. Le début des accidents ulcéreux des jambes a coïncidé avec l'admission à l'hôpital de Strasbourg en 1874, février. On appelait ces lésions du rupia et des syphilides pustuleuses.

Or, à cette époque, le malade avait un chancre de la verge qui, depuis cinq mois, ne se cicatrisait point, et de plus un bubon. On constate sur les cuisses et les jambes de nombreuses cicatrices de lésions ulcéreuses syphilitiques.

Comme antécédents, le malade affirme qu'il n'est pas grand buveur. Jamais il ne prend de vin, de temps en temps un verre d'eau-de-vie le matin, il boit de la bière, se nourrit bien, mais il travaillait beaucoup, douze heures par jour de son état de serrurier.

Pendant son enfance, il a eu, pendant plusieurs années, des maux d'yeux très-graves et des ulcérations persistantes derrière les oreilles.

Actuellement, il est très-amaigri, se plaint d'avoir perdu ses forces et désespère de sa guérison; il a perdu l'appétit.

Emplâtre de Vigo sur les plaies. Sirop de Gibert, vin de quinquina, viande crue; bonne hygiène.

Ce cas est un bel exemple de l'influence de l'état scrofuleux sur la marche des accidents de la syphilis. — Chez cet homme les lésions de syphilides malignes précoces persistent depuis plus d'un an, malgré le traitement qu'il a suivi à l'hôpital de Strasbourg. — Les fatigues de son métier, et l'état scrofuleux provoquent et entretiennent la tendance aux manifestations ulcéreuses. Ce n'est certes pas pour lui une bonne condition hygiénique que d'être venu habiter à Paris, dans le faubourg Saint-Martin, au fond d'une cour, où l'air pur et le soleil lui font également défaut, d'où cet état de pâleur et d'affaiblissement extrême qui ne font qu'augmenter, depuis son séjour à Paris.

A côté de ce cas, qu'il me suffise de rappeler que dans mon relevé, j'ai constaté quatre fois des antécédents scrofuleux parmi les hommes qui avaient des habitudes alcooliques.

L'observation suivante en est un exemple.

Obs. XXII. — Syphilides malignes précoces survenues trois semaines après le chancre, chez un sujet scrofuleux et alcoolique. — Hôpital Saint-Louis, service de M. le professeur Hardy. (Observation personnelle.)

Le 4 février 1875, entrait au n° 45 de la salle Saint-Jean, le nommé Le M.... (Simon), fondeur, âgé de 33 ans. Cet homme, est peu robuste. Il a eu un chancre induré de la verge, il y a six mois. Ce chancre a duré environ un mois, il a été vu quelques jours à l'hôpital du Midi.

Avant la guérison du chancre, dit le malade, apparurent sur les jambes des boutons, que l'on appelait du rupia? Ces boutons ont laissé des traces, macules bruncuivré et cicatrices libres; surtout la jambe droite.

Antécédents. — Assez bonne santé antérieure, cependant il se souvient avoir eu des maux d'yeux fréquents et prolongés vers l'âge de 10 ans. C'est un franc alcoolique et un grand fumeur ; il mange fort peu, dit-il, il boit !... Son travail est, paraît-il, très-pénible.

Au moment de l'admission, il a, depuis quatre mois environ, une ulcération sur la partie antérieure de la jambe gauche. Cette ulcération a la grandeur d'une pièce d'un franc, de forme un peu allongée, à bords taillés à pic, recouverte d'une croûte récente, peu épaisse, vernissée, un peu teintée par du sang, entourée d'une auréole brune rougeâtre. Il n'y a plus d'ulcérations sur la jambe droite.

Voix enrouée, chute des cheveux, mal de gorge depuis un mois, douleur en avalant les liquides, au niveau du larynx. Perte d'appétit.

Les caractères spécifiques de l'ulcération ont été reconnus à l'hôpital du Midi, comme à Saint-Louis. On ne peut donc pas en suspecter la nature. Je sais bien en effet qu'aux membres inférieurs, la coloration, l'aspect des ulcérations variqueuses pourraient donner le change à un œil peu exercé : mais ici, ce n'est pas le cas, et de plus il n'y avait pas de varices.

L'association de ces deux causes, la scrofule antérieure et l'alcoolisme, explique bien naturellement ce me semble la tendance ulcéreuse que prennent les manifestations syphilitiques, car toutes deux séparément exposent le système cutané à de semblables lésions. Et, en effet, à propos de l'ecthyma, je ne parle plus ici de l'ecthyma syphilitique, mais de l'ecthyma aigu, de celui qui se développe par suite de la présence d'un parasite, acare ou poux ; celui qui est consécutif à une cause irritante, vésicatoire ou frictions, l'ecthyma aigu, dis-je, prend, on le voit souvent, une intensité, une gravité spéciale par suite du manque de soins, mais surtout par suite de l'état de faiblesse du malade, ou de son penchant pour l'abus des liqueurs fortes et du vin.

Mon maître, M. Hardy, dans son traité de pathologie, a écrit à ce propos : « Il faut chercher l'explication de la complication gangréneuse (de l'ecthyma simple) dans l'état de faiblesse antérieure du malade déja débilité par « une mauvaise hygiène et surtout par l'âge. » (1)

L'ecthyma infantile, d'un autre côté, survient chez les en fants faibles, débiles, chez ceux qui sont mal nourris, chez ceux qui respirent dans un milieu malsain. Pour l'ecthyma cachectique ou luridum, son étiologie est, comme son nom l'indique, la cachexie.

Chez un jeune enfant très-affaibli, d'environ 14 ans, qui était entré à l'hôpital Saint-Louis, pour un ecthyma cachectique des membres inférieurs, ce fut par le traitement général tonique, par l'huile de foie de morue, les bains sulfureux, que M. Hardy aida le traitement local, constitué par une pommade composée de parties égales de minium et cinabre: soit 1 gr. pour 30 gram. d'axonge.

La profonde cachexie où se trouvait tombé ce petit garçon un peu idiot, était incontestablement liée à des habitudes invétérées d'onanisme qu'on découvrit chez lui ; sous l'influence d'une cause occasionnelle légère, simple écorchure, frottement du soulier, on voyait se développer ces lésions.

Mais si l'ecthyma se montre facilement chez les sujets débilités et cachectiques, qu'y a-t-il d'étonnant de le voir se produire chez des gens anémiés par une syphilis surajoutée?

L'écthyma, en effet, est une forme fréquente des lésions ulcéreuses précoces, que l'on rencontre chez les syphilitiques. Or, à ce propos, on doit se demander si la lésion est un *ecthyma syphilitique* ou bien *un ecthyma chez un syphilitique*. Cette distinction n'est pas inutile au point de vue du traitement, mais est-elle toujours facile à faire ?

C'est évidemment par les phénomènes concomitants de la

(1) Hardy et Béhier. Loco citato, t. III, 1re partie, p. 150.

lésion, bien plus que par les caractères propres de la lésion elle-même que l'on peut trancher la question.

Le traitement, et plus tard les cicatrices avec les caractères propres aux cicatrices des ulcérations syphilitiques aideront à faire cette distinction.

Pour moi, qui n'ai eu bien souvent devant mes yeux que les traces de ces lésions ulcéreuses cicatrisées, je n'ai pu toujours attacher dans mes observations une importance rigoureuse à la valeur des expressions employées, car le plus souvent les mots *ecthyma* ou *rupia* ne m'étaient indiqués que par le souvenir du malade. Ce à quoi je me suis efforcé dans ces cas, c'est à préciser l'époque d'apparition du début de ces lésions qui laissaient des cicatrices indélébiles et incontestablement spécifiques (1).

Si donc la scrofule, le lymphatisme, l'anémie, et la cachexie exposent à des manifestations ulcéreuses de la peau, il n'est pas étonnant encore une fois que la cachexie syphilitique survenant chez de tels sujets, provoque du côté de la peau des manifestations ulcéreuses, c'est ce qui explique les chiffres de mon tableau, c'est ce que prouvent les faits relatés déjà dans le cours de ce travail, et ceux qu'il me reste encore à publier.

Parmi les causes de débilitations, je retrouve quatre fois signalée dans mon relevé, l'influence du siége de Paris en 1870 : or cela n'a rien de surprenant, attendu qu'à cette époque, les privations, les fatigues de toutes sortes, produisirent, chez beaucoup, des états cachectiques accidentels d'une extrême gravité, et si ce nombre n'est pas plus élevé, c'est, sans doute, que parmi les syphilisés de 1870-1871 qui furent gravement éprouvés par la vérole, plusieurs ne réclament plus les secours dans les hôpitaux, car beaucoup déjà sont morts dans la cachexie.

(1) Voir Henri Petit, thèse de Paris. De la syphilis dans ses rapports avec le traumatisme.

S'il fallait des preuves de la gravité de la syphilis par suite de ces souffrances exceptionnelles, trop récentes pour être oubliées; je rappellerais l'observation n° 15 où l'on voit des manifestations graves de la syphilis se déclarer tout à coup chez un soldat fait prisonnier à Kœnigsberg, à la suite de privations et de captivité. Puis, comme exemple de syphilides malignes précoces, l'observation n° 7; cette couturière qui contracta la syphilis par suite d'une vaccination malheureuse, complètement défigurée depuis par la destruction du nez et les cicatrices multiples, accidents qui ont débuté vers le 15 février 1871, c'est-à-dire moins de deux mois après l'inoculation, faite en décembre 1870, en plein siége, alors que la nourriture était insuffisante pour tous et recueillie au prix de longues stations au froid, au vent, etc.

Je vois là des conditions hygiéniques détestables, débilitantes au premier chef, qui ont contribué d'autant plus facilement à amoindrir les forces de cette jeune malade qu'il s'agissait d'une scrofuleuse.

C'est par suite de ces considérations que j'ai nié plus haut que ce fait pût être cité comme un exemple de gravité de la syphilis acquise par la vaccination, et de plus comme confirmation de cette opinion, je rapporte ici l'observation d'un jeune homme de 20 ans que j'ai interrogé dans le service de M. Hardy, où il est veilleur de nuit.

Obs. XXIII. — Syphylides malignes précoces. — Chancre de la verge. — Accidents ulcéreux six mois après, survenus à la fin du siége de Paris. — Service de M. Hardy. (Observation personnelle.)

Le nommé C. (Jules), actuellement âgé de 25 ans, entré dans le service de M. Hardy, salle Saint-Jean, no 33, le 15 mars 1875, contracta la syphilis pendant le siége de Paris, en 1871. C'est le 12 janvier qu'il reconnut le début du chancre de la verge. Il dut se contenter de panser la petite plaie avec du vin aromatique; il était alors garde mobile, et prit part au combat de Buzenval; il se fit, ce jour-là, une fracture de l'avant-bras.

Six semaines plus tard apparaissait une roséole ; le chancre avait facilement guéri. Moins de quatre mois après, à la fin du mois de mai, il constata le premier bouton qui a laissé des traces, et se fit recevoir à l'hôqital du Midi. C'était, on s'en souvient, l'époque de la prise de Paris. Or, cet homme y était resté tout le temps du deuxième siége, c'est-à-dire qu'après les mauvaises conditions de l'investissement il continua les privations pendant plusieurs mois.

Au moment de l'admission chez M. le Dr Simonet, il était porteur d'une vaste ulcération à la partie interne de la cuisse, recouverte d'une croûte verdâtre. De plus, il conservait encore un écoulement blennorrhagique, contracté le même jour que le chancre, et qu'il n'avait pu faire disparaître.

Il eut alors d'autres boutons recouverts de croûtes épaisses sur le dos, les épaules, puis sur le bras et les jambes. Ces boutons étaient le point de départ d'ulcérations peu profondes, mais qui ont laissé des cicatrices blanchâtres, lisses, régulières (ecthyma). Depuis lors, il a eu des croûtes abondantes sur le cuir chevelu et sur la face. Les accidents ulcéreux ont disparu plusieurs fois. Il y a deux ans, il fut admis une première fois dans le service de M. Hardy ; il était couché alors au nc 44. A cette époque, correspondent plusieurs des ulcérations qui ont laissé des traces sur les bras. Il était entré, dit-il, à cause d'un *érysipèle* qui s'étendait sur les deux membres inférieurs et le ventre, accident qui avait eu pour point de départ une ulcération de la cuisse.

« A cette époque, dit-il : toutes mes ulcérations se séchèrent et guérirent, mais peu après, débutèrent des ulcérations sur les bras. » Il était guéri en avril 1873, lorsqu'il quitta l'hôpital.

Neuf mois après, il rentrait une deuxième fois dans le même service, pour une ulcération de la cuisse droite et une autre siégeant au niveau du sillon naso-labial du côté droit. Il resta depuis lors à l'hôpital, comme infirmier ; son état semblait amélioré, lorsqu'il y a trois mois, débutèrent des ulcérations peu profondes, laissant des cicatrices à contours circinés, d'un rouge brun, et actuellement, 16 mars 1875, il présente, sur la région temporale, une vaste plaie à bords taillés à pic, à fond sanieux et grisâtre, de forme arrondie, et en partie recouverte d'une croûte verdâtre. Autour de cette plaie, qui a eu une marche serpigineuse, le cuir chevelu est rouge, dégarni de cheveux en plusieurs points. Le début a consisté en petits boutons, d'abord isolés, qui se sont réunis en s'ulcérant.

L'état général est mauvais ; il est très-maigre, pâle, affaibli.

Les antécédents sont les suivants :

Il est né à Clermont-Ferrand, de parents sains et robustes ; il était, lui, d'une bonne santé habituelle, bien que n'étant pas très-fort. La blennorrhagie, contractée en janvier 1871, fut sa première maladie ; néanmoins il fut toujours d'aspect chétif. Au moment de la contamination, il était militaire ; il avait eu une permission, six semaines auparavant, lorsqu'il reconnut son chancre de la verge, le 15 janvier. Cette petite ulcération devint, dit-il, large comme une pièce de 5 centimes, était très-dure à sa base, et s'accompagna d'une adénite. De plus, depuis quelques jours, il avait un écoulement.

Dès qu'il se vit atteint de syphilis, il perdit le sommeil et l'appétit, et éprouva un tourment considérable. Alors la guerre finissait; mais il rentra exténué dans sa famille, et là il dut se nourrir avec de mauvais aliments. Les troubles de la Commune survinrent, il resta à Paris.

Cet exemple de syphilides malignes précoces, survenant chez un homme débilité par les fatigues de la guerre, affaibli par une nourriture insuffisante et de mauvaise nature, présente, on le voit, de nombreux points de ressemblance avec les cas précédemment cités, même gravité, même précocité, même généralisation des accidents ulcéreux, à la suite d'une contamination que l'on pourrait dire normale, à la suite d'un chancre induré de la verge. Ce cas présenterait plusieurs autres considérations intéressantes à mettre en relief, telle que, par exemple, l'influence momentanément curative de l'érysipèle sur les ulcérations. Je ne m'arrêterai pas à ce fait bien connu (j'en ai vu, cette année même, au moins trois exemples remarquables), car j'ai hâte de poursuivre l'étude spéciale que j'ai entreprise sur l'étiologie des syphilides malignes précoces.

Malgré l'obscurité qui règne sur la date précise de l'époque d'apparition du chancre, je crois pouvoir rapprocher des observations précédentes le cas d'une jeune infirmière du service de M. Vidal. Son observation complète a été recueillie avec soin, dans le service, mais elle est trop longue pour être publiée *in extenso*, je ne puis donner ici que les renseignements que j'ai obtenus de cette personne, lorsque je l'ai examinée au mois de mai 1875. Là aussi, l'influence de la débilitation par les privations du siége de Paris me paraît incontestable.

Obs. XXIV. — Syphilides malignes précoces. — Syphilis grave chez une jeune femme ayant des antécédents scrofuleux, et qui a contracté un chancre pendant les premiers mois du siége de Paris. — Service de M. Vidal. (Observation personnelle.)

Il y a cinq ans, une jeune femme, alors âgée de 28 ans, la nommée Victoire Alob..., mariée en 1863, devint gravement malade et dut consulter un médecin.

En décembre 1870, elle eut, pendant six mois, une ulcération sur le pilier droit? elle avait alors une adénite persistante sur le cou. (On lui prescrivit des frictions mercurielles et de l'iodure de potassium. Au même moment, le mari de cette femme se soignait secrètement; il faisait usage d'une seringue à injection et d'une pommade grise. Cet homme se plaignait surtout de perdre ses forces ; jusque-là, il avait toujours été robuste et fort.

Jusqu'au mois de mars 1871, la jeune femme ignora la nature des accidents graves qui apparurent successivement. En effet, l'ulcération de l'amygdale fut, peu de temps après, suivie d'une plaie persistante sur le dos du pied, puis de nombreuses ulcérations sur les jambes. Ces plaies ont laissé, après leur guérison, de larges cicatrices arrondies, blanchâtres. Durant un séjour qu'elle fit à Roubaix, les accidents persistèrent, malgré le traitement spécifique sévère qui lui fut prescrit, et lorsqu'elle revint à Paris, en juin 1871, la cloison du nez s'était éliminée, des syphilides tuberculeuses se montraient sur le visage et achevaient de la défigurer. Ce fut au mois d'août 1871 qu'elle fut admise dans la salle Saint-Thomas, qui était alors confiée aux soins de M. le Dr Lailler; et, depuis lors, elle n'a cessé de présenter un état général des plus graves, avec des accidents ulcéreux multiples, étendus et persistants. Son corps est couvert de cicatrices.

Comme antécédents, elle donne les détails suivants : elle est née de parents robustes et sains. Elle a des frères qui jouissent d'une bonne santé. C'était la moins robuste de la famille, et, dans sa première enfance, elle a eu de la gourme dans la tête, des maux d'yeux de longue durée; elle dit qu'elle était chétive. Plus tard, elle eut des règles très-copieuses; elle était sujette à des sueurs nocturnes profuses, mais ne toussait pas. Sa profession était assez pénible; elle était blanchisseuse. Enfin, pendant le siége, comme tous les habitants de Paris, spécialement ceux de la classe ouvrière, elle a souffert du froid, et pendant plusieurs mois, d'une alimentation insuffisante et défectueuse, etc.

Cet état cachectique qui était, pour ainsi dire, général durant les premiers mois de 1871, parmi les habitants de Paris, peut se renouveler encore accidentellement chez des individus qui par leur genre de vie, misère ou débauches, se placent dans des conditions analogues; c'est ainsi qu'un malade de l'hôpital du Midi que j'ai interrogé dans le service de M. Horteloup, un jeune homme de 20 ans atteint de syphilides malignes précoces, me déclarait que par suite de la misère où il se trouvait, sa nourriture avait été insuffisante; malgré cela, il devait fournir un travail pénible, il était dans de pareilles conditions lorsqu'il contracta la syphilis : mon ami et collègue Dejerine, interne du service, a bien voulu me donner à ce sujet la note suivante :

Obs. XXV. — Syphilides malignes précoces, chancre de la verge, chagrins et misère. — Service de M. Horteloup.

Gauth... (Albert), 20 ans, entré le 30 septembre 1874, dans le service de M. Horteloup. Rien à relever dans ses antécédents de famille. Pas d'antécédents scrofuleux chez le malade; il n'est pas alcoolique, mais il prétend avoir des chagrins. Son père a des habitudes de dissipation qui ont plongé sa mère et ses jeunes frères dans la misère. C'est lui qui est le soutien de sa famille, et il ne peut acheter qu'une nourriture insuffisante.

Au moment de l'admission, chancre du fourreau, de forme elliptique, excavé, ayant détruit la partie latérale inférieure droite. Le chancre date du 1er mars, adénite suppurée de l'aine, depuis vingt jours.

Vers la fin d'octobre, apparition de syphilides ulcéreuses sur les jambes et sur le dos. Le malade quitte l'hôpital en novembre 1874; il n'est pas guéri de ses accidents.

Rentré le 10 février 1875, dans un état pitoyable. Sur les jambes, on voit de nombreuses cicatrices, indices de ses premières ulcérations, aujourd'hui guéries; quelques-unes ne sont pas encore cicatrisées et sont recouvertes de croûtes, dont l'aspect est celui du rupia.

Sur différents points du corps, on trouve de larges ulcérations : les unes en plein accroissement, d'autres en voie de dessiccation et recouvertes de croûtes d'un brun noirâtre. Au dos, les ulcérations forment une plaie large comme la main, de forme circulaire; on en retrouve de semblables sur les épaules, les bras et les jambes.

Le nez et les commissures sont couverts de croûtes jaune verdâtres. Odeur fétide, état cachectique tel qu'il ne peut marcher; il pleure à la moindre question qu'on lui adresse; il a un facies d'un blanc cireux. L'amaigrissement est considérable.

Le 20 février 1875, l'examen des urines fait reconnaître 3 gr. 50 à 4 gr. d'albumine par litre.

Traitement. — Pilules proto-iodure; bains sublimés, vin de quinquina, régime tonique.

15 mars. Grande amélioration; la cicatrisation fait des progrès.

15 avril. Les ulcérations sont toutes recouvertes de croûtes épaisses. Les croûtes du nez sont tombées, et l'on constate une perte de substance des lobules latéraux du nez. Il n'y a plus d'albumine dans les urines; l'embonpoint reparaît un peu.

Le 20 mai. La jambe droite présente une ulcération qui tend à faire de nouveaux progrès, depuis quelques jours; rien ailleurs.

L'alimentation insuffisante, le chagrin de voir interrompue la tâche qu'il s'était imposée, comme soutien de famille. Ce ne sont pas là des causes banales pour l'explication de l'apparition des syphilides malignes.

Plusieurs fois, en effet, je l'ai constaté dans mes observations, les chagrins profonds semblent contribuer à plonger le malade dans un état spécial où la syphilis a, en quelque sorte, plus de prise.

L'explication est simple, avec les chagrins, survient l'insomnie ; avec eux aussi un état de dyspepsie marqué, et l'état cachectique en est la conséquence rapide.

Chez un malade que j'ai observé à l'hôpital Saint-Louis, dans le service de M. Lailler, les chagrins domestiques violents, ont coïncidé avec le début de la syphilis. Les accidents consécutifs ont été immédiatement graves. Voici le fait tel que je l'ai recueilli.

Obs. XXVI. — Syphilides malignes précoces. — Chancre induré suivi d'accidents ulcéreux, six mois après. — Dépression morale. — Chagrins. — Service de M. Lailler. (Observation personnelle.)

Le nommé D... (Alexandre-Maximilien), 45 ans, comptable, né à Paris, contracta la syphilis en décembre 1866. Il reconnut l'existence du chancre induré de la verge. En janvier et à la fin du même mois, il avait déjà une iritis syphilitique ; on lui fit prendre alors 20 pilules de chlorure d'or, etc. Cette manifestation oculaire dura deux mois environ ; mais au mois de mars, il eut une roséole puis une syphilide papuleuse persistante. Au mois de décembre, il entrait à la Maison de santé, service de M. le Dr Cazalis, pour des ulcérations aux jambes et aux bras. Ces ulcérations, qui duraient depuis *des mois* ?, ont laissé des traces indélébiles ; c'étaient sans doute des ecthymas syphilitiques. Il prit alors des pilules qui faisaient saliver et des bains sulfureux.

Le 4 février, il sortait non guéri de la Maison de santé, pour se faire traiter à Saint-Louis, par M. Bazin ; il séjourna trois mois dans le service pour des *syphilides pustulo-crustacées serpigineuses*. On lui faisait prendre du sirop ioduré, et l'on pensait les ulcères avec une solution phéniquée. Il quitta l'hôpital très-amélioré, et, après un séjour à Vincennes, il put même reprendre ses occupations. Toutefois, pendant un an, il eut des douleurs ostéocopes.

A la fin de 1870, pendant le siége, les douleurs qui avaient disparu depuis trois ans, le gênent de nouveau ; en 1871, il éprouva de la paralysie du bras gauche. Admis, en 1872, dans le service de M. Bazin, en janvier, il y reste jusqu'en septembre, pour une ulcération de la lèvre inférieure.

M. Barety, alors interne, en fit un croquis. Il quitte l'hôpital et tente de se suicider. Ramené dans le service de M. Lailler, il y séjourne jusqu'à aujourd'hui. Pendant ce temps, l'ulcération fait des progrès ; elle a détruit peu à peu tout le nez, et la cloison s'élimine, malgré le traitement continué à l'iodure de potassium. Tel est le résumé des faits que raconte le malade, et dont le détail a été recueilli par MM. Bez et Moutard-Martin, internes du service.

Or, voici les antécédents du malade. Cet homme a été d'une bonne santé pendant son enfance ; marié, père de famille, il vivait avec régularité, et occupait une place de comptable, lorsqu'ayant voulu entreprendre des opérations commerciales, pour son compte, il fit de déplorables affaires, et eut son mobilier vendu en juillet 1866. Il resta alors sans occupation, en proie à de violents chagrins ; perdit le sommeil et l'appétit. C'est après cela qu'il fit connaissance d'une femme qui lui donna cette vérole qui eut pour lui les conséquences graves que j'ai relatées plus haut.

N'y a-t-il là qu'une coïncidence et m'accusera-t-on de torturer les faits pour trouver, quand même, l'explication de la syphilis grave et des syphilides malignes assez précoces (environ huit mois) qui ont persisté depuis ! Les chagrins, l'insommie, entraînent, ce me semble, quand ils sont portés à un très-haut degré, comme ici, une débilitation qui n'est niée par personne, et c'est cela seulement que j'invoque à bon droit, comme cause occasionnelle. Et si depuis les accidents ont persisté, c'est que lorsqu'un individu a été rudement frappé au début de la vérole, l'état cachectique est difficilement vaincu par les traitements rationnels.

Cette influence de l'état mental des syphilisés était un des facteurs signalés dans l'observation n° 20 chez la gantière scrofuleuse dont la misère et le travail exagéré contribuaient, d'autre part, à affaiblir l'organisme ; de même chez la ménagère qui fait le sujet de l'observation n° 24.

C'est encore sous cette même influence que, chez un ébéniste scrofuleux de 22 ans, se déclarèrent les accidents ulcéreux de la peau, deux mois après l'apparition du chancre.

Voici l'histoire de ce malade :

Obs. XXVII. — Syphilides malignes précoces. — Chancre induré de la verge chez un jeune homme lymphatique et nerveux. — Accidents ulcéreux deux mois après. — Chagrins profonds. — Insomnie. — N° 32, service de M. Guibout. (Observation personnelle.)

Nicolas B..., un jeune homme alors âgé de 22 ans, contracta, en juin 1874, un chancre infectant qui dura trois mois. — Il fut soigné à l'hôpital du Midi par M. Simonet, six semaines après le début du chancre. On lui fit prendre trois pilules de mercure par jour et des bains de sublimé. Malgré le traitement, trois semaines après la constatation du chancre de la verge, son corps se couvrit d'ulcérations en plusieurs endroits ; sur les jambes et la face, dit-il, apparurent par poussées successives des boutons qui s'ulcéraient promptement (ecthyma?), et dont les cicatrices blanches, lisses, à contours arrondis, atteignent les dimensions d'une pièce de 1 franc, d'autres sont un peu plus petites. Après un séjour de deux mois, il était guéri de ces manifestations et cessait tout traitement, mais quatre mois plus tard, il éprouvait de violentes douleurs ostéocopes. Il vit à la partie postérieure et supérieure de la jambe droite une tumeur qui grossit, s'ulcéra et donna issue à du liquide. On en voit la cicatrice, large tache brune de 6 centimètres de diamètre. La cicatrice paraît adhérente au périoste vers sa partie centrale. (Gomme ulcérée periostique.) Il se fait admettre en mai 1875 dans le service de M. Guibout pour de nouvelles manifestations ulcéreuses sur les membres et le tronc.

Voici les antécédents de ce jeune homme :

Il est né de père et mère sains et bien portants, jamais il n'a fait de maladies graves. Néanmoins il a les lèvres épaisses, il est blond, et paraît d'un tempérament lymphatique; il est très-pâle, mais cette pâleur peut tenir à la syphilis: de plus il a eu de fréquents maux d'yeux et à l'âge de 6 ans, on lui appliqua un vésicatoire permanent sur le bras gauche.

Il est ébéniste, travaille dix à onze heures par jour, se nourrit bien et habite dans sa famille une chambre saine ; il affirme n'être pas alcoolique, et attribue le léger tremblement de ses mains à l'usage du mercure. — Enfin, ce n'est pas un débauché. — Il avoue s'être livré un peu à l'onanisme, mais pas avec beaucoup d'excès Ces antécédents étaient presque suffisants pour m'expliquer la gravité et précocité des syphilides ulcéreuses dont il avait été victime, mais il m'indiqua de lui-même une autre cause en ces termes. « Lorsque je me vis atteint de la vérole, je fus au désespoir, et j'essayai de dissimuler mon état à ma famille. Mon inquiétude était telle que pendant la période de six semaines qui s'écoula entre la constatation du chancre et l'admission au Midi, je dormais à peine quelques heures la nuit. Je pleurais toutes les nuits, cherchant sans le trouver le moyen de me guérir secrètement. Puis je perdis l'appétit, on remarquait ma pâleur et mon amaigrissement, ce qui augmentait mes angoisses. »

J'ai cru qu'il n'était pas inutile de citer les propres paroles de ce pauvre jeune homme, car elles expriment bien, ce me semble, l'état dans lequel il se trouvait au moment où le virus syphilitique attaquait déjà son organisme débilité.

Que ce soit par suite d'une dyspepsie causée par le chagrin, que ce soit par suite d'une misère profonde, toutes les fois que le syphilitique ne peut parvenir à se bien nourrir, on doit porter un pronostic sérieux et redouter l'apparition de syphilides malignes précoces.

Au moment où j'écrivais ces lignes, je fus prévenu par mon collègue et ami M. Stoiscesko, interne de M. Siredey, qu'il y avait, à Lariboisière, une jeune femme atteinte de syphilides ulcéreuses précoces. J'ai interrogé moi-même cette malade et c'est encore aux chagrins, à l'insommie et à la dyspepsie consécutive que j'attribue la précocité et la malignité des accidents ulcéreux multiples que j'ai pu constater chez cette jeune femme.

Obs. XXVIII.— Syphilides malignes précoces. — Chancre de la vulve. — Accidents ulcéreux multiples deux mois après, chez une femme ayant eu des symptômes scrofuleux très-légers dans son enfance, mais qui éprouva de violents chagrins et de l'insomnie prolongée. — Service de M. Siredey. (Observation personnelle.)

La nommé S... (Flore), 35 ans, mariée, entra le 4 juin au n° 7 de la salle Ste-Geneviève. Elle me raconte ainsi son histoire : mariée depuis huit ans, elle a eu un seul enfant actuellement âgé de 7 ans. Pas de fausse couche. Elle était d'une bonne santé habituelle, habitait la Picardie et vivait régulièrement avec son mari, à la campagne ; elle était concierge, jardinière dans une ferme.

Le premier janvier 1875, le mari vint à Paris et y contracta sans doute la vérole, toujours est-il qu'à la fin du mois de mars, la femme econnut des plaies sur la verge, et au mois de mai, elle avait ellemême de l'œdème de la vulve. Or, il y avait trois semaines environ qu'il n'y avait eu entre les deux époux de rapprochement sexuel, lorsqu'elle constata la maladie chez son mari.

Quand elle se vit malade, cette pauvre femme fut désespérée, elle perdit l'appétit, passait son temps à pleurer, et la nuit elle ne pouvait dormir autant par suite du tourment qu'elle ressentait d'être infectée par son mari infidèle que par suite des douleurs causées par le gonflement douloureux des parties sexuelles.

Ce gonflement la gênait, en outre, pour remplir ses fonctions à la ferme, néanmoins elle continuait de travailler, cherchant à dissimuler son état à ses maîtres. Elle maigrissait tellement et devenait si affaiblie qu'on lui fit consulter un médécin. Celui-ci l'engagea à se faire traiter à Paris. Elle vint alors dans le service de M. Siredey le 4 juin 1875.

A cette époque, elle présentait à la vulve des ulcérations et de l'œdème; les ganglions inguinaux étaient gonflés. De plus, sur la peau, une éruption de syphilides secondaires analogue à ce qu'on voit encore actuellement, 22 juin 1875, des syphilides papulo-squameuses peu confluentes.

Peu de jours après l'admission apparurent des boutons qui d'abord peu volumineux grossissaient et s'ulcéraient en s'élargissant. Ce fut le point de départ des ulcérations multiples que l'on constate actuellement sur les avant-bras, au coude droit, sur les épaules, le dos, autour de la ceinture, sur le pubis et les cuisses. M. Siredey lui prescrivit d'abord des bains simples fréquents, des pilules mercurielles et du vin de quinquina, vin de Bordeaux, café, eau de Spa.

Actuellement 22 juin 1875, elle est soumise à ce régime reconstituant, et malgré cela des ulcérations nouvelles se montrent encore, et j'en ai vu deux récentes sur la cuisse gauche, ayant les dimensions d'une pièce de 50 c., encore recouvertes de l'épiderme soulevé, véritable phlyctène entourée d'une petite auréole rouge. Les autres ulcérations ont des dimensions variables. Quelques-unes atteignent la grandeur d'une pièce d'un franc, d'autres celle d'une pièce de 2 francs. Elles sont toutes arrondies, les bords très-nets, taillés à pic, limitant une surface excavée; en certains points cette surface est sanieuse, sur d'autres, il y a une croûte peu épaisse, généralement verdâtre ; sur l'avant-bras droit, l'une d'elles est plus rocheuse et rappelle le rupia. Le peu d'épaisseur des croûtes s'explique par le traitement, la malade me dit qu'elle va au bain tous les jours. Dans le cuir chevelu deux plaques recouvertes de croûtes épaisses ; l'une d'elles, placée sur le sommet de la tête, a l'aspect d'une syphilide pustulo-crustacée; là, la croûte est dure, irrégulière, épaisse et d'un brun verdâtre.

Ici les antécédents sont presque nuls, un peu de gourme seulement sur la tête dans l'enfance, mais la malade a éprouvé et éprouve encore actuellement un très-grand chagrin et c'est en pleurant qu'elle me raconta ses tribulations.

Si l'alimentation insuffisante est fatale aux syphilitiques, les fatigues en excès ne le sont pas moins. Or, dans la classe ouvrière plus qu'ailleurs, avec la scrofule, avec l'alcoolisme, avec la mauvaise nourriture, les travaux pénibles ou trop prolongés, puis la débauche origine ou effet de la misère, viennent encore grossir le menaçant cortége des causes prédisposantes.

J'en ai observé un exemple chez un alcoolique admis, salle Saint-Jean, dans le service de M. Hardy; deux mois et demi après le chancre, survenaient quatre plaques d'ecthyma profond, coïncidant avec une roséole et une syphilide papuleuse.

Obs. XXIX. — Syphilides malignes précoces. — Chancre de la verge chez un alcoolique. — Nombreuses débauches au moment de la contamination. — No 30, service de M. Hardy. (Observation personnelle.)

Le nommé B... (Antoine), 39 ans, né à Rouen, avait toujours joui d'une excellente santé. Il contracta la vérole en 1874. Voici dans quelles circonstances.

Après un premier congé de soldat passé en Algérie, il se réengagea, mais par suite de sa mauvaise conduite il fut envoyé en punition au Sénégal, dans une compagnie de discipline des colonies. Là, dit-il, il contracta l'habitude de s'enivrer avec du vin. Il gagnait un peu d'argent, étant occupé à de très-rudes travaux dans l'eau.

Malgré une hygiène détestable, il avait conservé les apparences d'une bonne santé, et, à part quelques pituites, un peu d'abrutissement, il n'éprouva aucun effet fâcheux manifeste. A son retour du Sénégal, libéré du service militaire, il vint à Rouen, le 17 décembre 1874, et pendant quinze jours, après être débarqué, il fêta son retour en France, il passait les nuits dans les orgies; bref, après un coït suspect, il contracta une blennorrhagie qui persiste encore (10 mai 1875), et un chancre infectant qui fut reconnu au commencement de janvier 1875. Ce fut un petit bouton dur qui siégeait au voisinage du méat et qui ne dura guère plus d'une quinzaine de jours. Un médecin constata alors un ganglion inguinal engorgé. Cet homme ne se soumit à aucun traitement, bien que plusieurs fois il dut interrompre ses occupations d'homme de peine; il éprouvait alors une grande lassitude, un besoin de rester au lit, il était, dit-il, sans force et sans courage.

C'est au mois de mars, deux mois après l'apparition du chancre, qu'il vit sur chacune de ses jambes, à la partie antéro-interne du tibia, un petit bouton qui, selon lui, débuta par une petite pustule qui s'élargit, s'ulcéra, et par ses progrès parvint à constituer l'ulcération à bord arrondi, nettement limité, à fond sanieux et profond que l'on constate actuellement (10 mai), et qui à gauche offre la grandeur d'une pièce de 2 francs. Au moment de l'admission, ces ulcérations, irritées par la malpropreté et l'absence de pansement, sont entourées d'une vaste auréole inflammatoire. Il y a de l'empâtement. Depuis quelques jours, le malade accuse un accès de fièvre le soir. Il a de l'embarras gastrique.

A la partie interne de la cuisse gauche, on constate encore une ulcération recouverte d'une grosse croûte irrégulière, verdâtre, et datant d'un mois.

Pléiade ganglionnaire inguinale des deux côtés. Ganglions mastoïdiens volumineux et indolents. Eruption discrète de syphilide papuleuse. Puis sur le thorax, le dos et les cuisses, une roséole syphilitique très-manifeste. Enfin, plaques muqueuses opalines sur l'amygdale droite.

Traitement mercuriel : pilules de Sédillot, 2 par jour; vin de quinquina; pansement, emplâtre de Vigo; repos au lit; tisane de houblon. Après un mois, il est guéri de ses manifestations et quitte l'hôpital. Les plaies sont cicatrisées, mais les cicatrices sont régulières, indélébiles et lisses.

Il est bien certain que l'alcoolisme avait préparé le terrain, mais les débauches auxquelles cet homme s'est livré à Rouen ont également joué un rôle incontestable dans la précocité des accidents ulcéreux, constatés et guéris à Saint-Louis. Les accidents se sont montrés deux mois après le chancre, ils ont guéri par le vigo assez rapidement, tandis que sous l'influence d'un régime à la fois réparateur et spécifique, disparaissaient également les accidents de syphilis secondaires qui avaient évolué concurremment.

En parallèle du cas précédent, je vais citer l'exemple de syphilides malignes précoces survenues chez un homme de 33 ans, alcoolique-type, mais de plus se livrant à de nombreux excès de femme, aimant le bal et la débauche sous toutes ses formes.

Obs. XXX. — Syphylides malignes précoces. — Chancre du frein chez un alcoolique débauché. — Accidents tertiaires après trois semaines environ. — Service de M. Hillairet. (Observation personnelle.)

Le nommé Moul... (Jean), 33 ans, tourneur en cuivre, entra le 16 février 1875, salle Saint-Louis, n° 13, dans le service de M. Hillairet, pour des accidents de syphilis tertiaire.

Voici les renseignements qu'il fournit :

Les parents sont morts âgés, et avaient joui d'une très-bonne santé. Pour lui, bien portant dans son enfance, il travaillait régulièrement, lorsqu'il y a cinq ou six mois, il quitta sa maîtresse pour se livrer à la débauche. Il se grisait deux ou trois fois la semaine, et les autres jours il buvait encore avec excès. C'était de plus un grand fumeur. Bientôt il eut des pituites matinales, et c'est dans ces conditions qu'il contracta un chancre, en octobre 1874. Ce chancre siégeait au frein, il dura deux mois. Entré à l'hôpital du Midi dans la première quinzaine du début, il y resta soixante-trois jours, et il n'était pas guéri à l'époque de sa sortie. Or, dès le cinquième jour de ce séjour, apparurent les premiers boutons sur le front. Ces boutons s'ulcéraient et s'étendaient de proche en proche, laissant des cicatrices caractéristiques d'une syphilide ulcéreuse, circonscrite, serpigineuse. Dans sa marche progressive, la lésion, au 5 mai 1875, a envahi la moitié de la partie moyenne du cuir chevelu. Dans les premiers temps il fut, dit-il, en l'absence de M. Simonet, soumis au traitement par les pilules mercurielles, mais ce médecin ayant repris la direction de son service, prescrivit de l'iodure de potassium. Le chancre fut pansé avec l'iodoforme et guérit vite. Le malade éprouva bientôt de violentes douleurs ostéocopes.

Lorsqu'il voulut travailler, il se sentit épuisé, d'ailleurs il avait perdu l'appétit, aussi dut-il rentrer à l'hôpital Saint-Louis, le 16 février, et fut soumis par M. Hillairet au traitement par le sirop de Gibert. A ce moment il y avait des ulcérations sur la face, le dos, les avant-bras. En mai 1875, il se plaint de tousser et cracher beaucoup, il éprouve de plus des tiraillements d'estomac et a de fréquentes envies de vomir.

Cet homme a eu une vérole maligne avec des manifestations de syphilides malignes précoces des mieux caractérisées. Or, chez lui, encore la débauche s'est alliée à l'alcoolisme, pendant cinq ou six mois pour préparer en quelque sorte le terrain, si bien que l'épuisement était complet au moment de la contamination, et l'on a pu juger si les résultats n'en furent pas véritablement aussi foudroyants par leur précocité, qu'effrayants par leur gravité.

Au moment où je recherchais des cas de syphilides malignes précoces, j'interrogeais avec soin la plupart des personnes qui, ayant des accidents tertiaires, se présentaient aux consultations de l'hôpital. C'est ainsi que je recueillis le fait suivant, chez un jeune homme de 21 ans, emballeur, un jeune scrofuleux, alcoolique et débauché.

Je publie cette observation qui n'est pas moins démonstrative que les précédentes, malgré et je dirai même *par suite* de l'association des trois causes, scrofuleuse, alcoolisme, débauches chez le même sujet.

Obs. XXXI. — Syphilides malignes précoces. — Chancre sur les bourses, 1873. — Six mois après, accidents tertiaires ulcéreux chez un scrofuleux, alcoolique, débauché. — Consultation. (Observation personnelle.)

Le nommé Racr... (Léon), 21 ans, emballeur, d'un tempérament lymphatique, est blond, à lèvres épaisses; il est scrofuleux, et dans sa première enfance il a eu des gourmes dans la tête pendant plusieurs années. De plus, vers l'âge de 6 ans, il a passé pour aveugle pendant un mois. A 9 ans, il eut des adénites multiples, sans suppurations; il tousse, s'enrhume facilement, mais n'a jamais craché de sang. Son métier est pénible, il travaille, debout, onze heures par jour; aussi, dit-il qu'il boit pour se soutenir, et cela depuis trois ans. Malgré tout, il va au bal les dimanches et lundis, se couche tard la semaine : c'est un coureur, et il avoue s'être fatigué avec les filles plus que de raison. Enfin chaque jour il consomme deux ou trois vermouths ou absinthes avant les repas et boit du vin et de l'eau-de-vie en excès depuis trois ans.

Tel est le jeune homme qui, à 20 ans, contracta deux chancres indurés à la base de la verge, à la fin de 1873. Très-négligent de sa personne, il ne fit aucun traitement sérieux. Les chancres persistèrent deux mois; pendant ce temps il éprouvait un grand affaiblissement. En mars 1874, apparurent quelques plaques muqueuses, et en juin 1874, il peut l'affirmer, des ulcérations à la jambe gauche. (Il se souvient de cette date extrême, parce que l'ulcération était très-visible, et il était gêné pour aller se baigner.)

L'ulcération débuta, dit-il, par une plaque rouge violacée, sur laquelle apparurent des petits boutons, auxquels succédèrent des ulcérations arrondies, taillées à pic, entièrement analogues à celles qui persistent encore aujourd'hui, un an après, 1er juin 1875. Malgré ces accidents, il n'a fait encore aucun traitement.

Après avoir constaté la présence de quatre groupes de syphilides tuberculeuses sur le scrotum, et de nombreuses ulcérations sur le tronc, la jambe, puis la coïncidence d'un état cachectique, je lui prescrivis un traitement spécifique et tonique ainsi composé :

Huile de foie de morue, sirop de Gibert, tisane de macération de quinquina, et des pansements avec emplâtre de Vigo.

Dans ce cas, l'incurie de cet homme, son genre de vie tout

spécial, s'unissent à un état scrofuleux grave pour donner une bien faible confiance, dans un pareil traitement. Le malade a refusé d'ailleurs d'entrer à l'hôpital, et je doute qu'il le suive au dehors, car depuis je ne l'ai plus revu aux consultations. Et d'abord il faudrait que cet homme épuisé cessât ses débauches, ne commît plus d'excès, et que son travail journalier considérablement réduit ne fût plus pour lui qu'une distraction et un exercice réparateur. Alors, peut-être, verrait-on diminuer la cachexie, et les ulcérations prenant un meilleur aspect se cicatriseraient-elles enfin.

Je dois à l'obligence de mon ami Dejerine, l'observation d'un malade qu'il m'a montré au mois de mai dans le service de M. Horteloup. Dans ce cas, les antécédents scrofuleux sont plus que douteux, l'alcoolisme discutable; l'excès de travail paraît avoir été la cause efficiente de la gravité des accidents chez cet homme, atteint de syphilides malignes précoces, survenues deux mois et demi après le début du chancre.

Obs. XXXII. — Syphilides malignes précoces. — Chancre induré. — Accidents ulcéreux de la peau deux mois et demi après. — Excès de travail à une température élevée. — Service de M. Horteloup à l'hôpital du Midi.

Biag... (Nicolas), 25 ans, raffineur, entré le 12 septembre 1874, salle 9, lit 2, à l'hôpital du Midi, est atteint de syphilis.

Il demande son admission pour un vaste chancre induré du sillon balano-préputial, côté gauche, qui a été reconnu trois ou quatre jours après le dernier coït et seize jours après l'avant-dernier. Il y avait une adénite inguinale gauche, volumineuse et indolente, l'inoculation sur le flanc a été négative.

Dès les premiers jours de novembre 1874, angine syphilitique très-nette qui guérit facilement par le traitement (pilules de proto-iodure pendant quinze jours, puis 10 centigr. de bi-iodure de mercure.

Au commencement de décembre, c'est-à dire deux mois et demi après le début du chancre, apparition de syphilides pustulo-crustacées sur le front, les joues, le nez. Larges croûtes jaunâtres et verdâtres, disparaissant par desquamation pour se reformer en d'autres points, et laissant à leur place un épaississement de la peau sous forme d'élevures violacées?

A la fin de décembre, les syphilides pustulo-crustacées se montrent sur le corps, sur les épaules et sur la face antéro-interne de la jambe droite. Ces syphilides sont arrondies, ayant la dimension d'une pièce de 5 francs en argent et même d'avantage. Leur apparition est précédée de phénomènes inflammatoires locaux. Il n'y a pas d'anémie bien marquée : le malade demande son exeat à la fin de mars, 29 mars 1875; actuellement, le malade ne présente plus que de larges taches violacées sur les points où se sont montrées les syphilides pustulo-crustacées. On constate une perte de substance sur le gland, au point où était primitivement le chancre.

Le 28 avril 1875, le malade rentre avec les accidents suivants : la langue est dépouillée de son épithélium dans les deux tiers postérieurs, par suite de plaques muqueuses. Laryngo-phthisie causant de la raucité de la voix. Larges syphilides pustulo-crustacées sur les membres inférieurs et sur les épaules. On le remet à son ancien traitement.

J'ai interrogé ce malade sur ses antécédents et pas plus que mon excellent collègue, je n'ai constaté rien qui puisse expliquer les accidents dont j'étais témoin en mars 1875. Mais je crois avoir trouvé cette explication dans les deux faits suivants : Cet homme travaille seize heures par jour chez un raffineur, il y est exposé à une très-grande chaleur, et porte de très-lourds fardeaux. De plus, bien que n'ayant pas de symptômes d'alcoolisme, il boit 5 litres de vin par jour, ce qui est trop.

Si donc on rejette la réalité de l'alcoolisme, parce qu'il n'y en a pas les symptômes constatés, il faut bien au moins admettre qu'un travail pénible de seize heures, alors qu'on est exposé à une grande chaleur, est une cause essentiellement débilitante! Tout le monde connaît l'anémie des chauffeurs.

Dans les exemples précités, la débilitation a pu être reconnue comme étant la cause des accidents ulcéreux précoces. Or, cette débilitation, préparée par un état scrofuleux antérieur aggravée par des excès alcooliques, peut, et cela dès le début de la syphilis, être encore augmentée par des hémorrhagies copieuses qui surviennent lorsque le chancre initial, devenant phagédénique, vient à détruire les parois des vaisseaux artériels d'un certain volume.

C'est ainsi que les trois hémorrhagies très-abondantes survenues chez la jeune fille atteinte d'un chancre de la lèvre (observ. n° 11), ont augmenté l'anémie et contribué d'une manière très-manifeste à prédisposer la malade aux graves accidents ulcéreux de la peau dont j'ai donné plus haut la relation.

Les mêmes accidents hémorrhagiques survenant chez un alcoolique débauché atteint d'un chancre phagédénique de la verge ont produit des effets identiques (des syphilides malignes précoces) chez le jeune bijoutier de 21 ans qui fait le sujet de l'observation suivante :

Obs. XXXIII. — Syphilides malignes précoces. — Chancre phagédénique de la verge chez un alcoolique débauché. — Hémorrhagies copieuses. — Service de M. Hillairet. (Observation personnelle.)

Le nommé Rol... (Julien), 21 ans, est entré le 27 mars 1875 dans le service de M. Hillairet. Ce jeune homme habite Paris depuis longtemps, il y exerce la profession de bijoutier. Sa santé avait été bonne dans son enfance, mais de bonne heure il prit l'habitude de boire, surtout du vin rouge. De plus, il avoue prendre souvent cinq ou six absinthes le soir et des petits verres ; enfin il aime le bal, y séjourne longtemps, s'y fatigue beaucoup, fume avec excès et rentre habituellement tard chez lui et dort fort peu.

Il avait 17 ans et menait ce genre de vie, lorsqu'en juillet 1873, il contracta un chancre de la verge, au niveau de la couronne du gland. Ce chancre fut traité à l'hôpital du Midi par M. Mauriac; on mit deux mois avant de le guérir. Peu de jours après son admission, il eut, dit-il (sans doute par suite du phagédénisme de son chancre), une *hémorrhagie très-abondante*, et qui se répéta plusieurs fois durant son séjour. Il eut une adénite inguinale double, une roséole, des plaques muqueuses dans la bouche, et enfin des boutons ulcérés sur les jambes, dont on voit encore les cicatrices caractéristiques par leur forme et leur aspect.

Tel était son état deux mois et demi après le début des accidents, malgré un traitement qui consista d'abord en pilules, puis en sirop bi-ioduré, vin de de quinquina, Bagnols, et plus tard, iodure de potassium. Il dit, de plus, que plusieurs fois il eut de la diarrhée et des vomissements.

En avril 1874, il entra une première fois à l'hôpital Saint-Louis, dans le service de M. Hardy, salle Saint-Jean, il y fit un séjour de six mois pour se faire traiter les ulcérations des jambes. (Emplâtre de Vigo, sirop de Gibert.) Malgré ce traitement, une perforation du voile du palais se déclara à cette époque. Elle débuta par une fissure; après une extension médiocre, il y eut une amélioration, puis une aggravation. Le malade, découragé, quitta le service pour rentrer dans le service de M. Simonet, à l'hôpital du Midi. Il y fit un séjour de trois mois et prit de l'iodure de potassium. Il allait mieux à sa sortie de l'hôpital, il avait même pu reprendre ses occupations, lorsque depuis cinq jours il éprouva de violentes douleurs dans la tête, au-dessus de l'œil gauche. C'est pour ce nouvel accident qu'il est admis, salle Saint-Louis, n° 43.

DE L'ÉTAT DE GROSSESSE ET ALLAITEMENT.

Parmi les causes puissantes de débilitation chez les femmes, on doit reconnaître l'influence de la grossesse, de l'accouchement, il n'est donc pas surprenant de lire dans les leçons sur la syphilis de M. Fournier : « Les syphilides de forme ulcéreuse sont assez fréquentes chez les femmes grosses, « et plus loin : « La grossesse assurément complique la vérole, elle la complique en lui ajoutant son anémie propre, son influence débilitante, sa disposition aux névroses, les troubles de nutrition. »

Nous voyons, d'autre part, Dubuc, dans sa thèse sur les syphilides malignes précoces, à propos de l'étiologie, tout en acceptant avec M. Bazin, son maître, « qu'on est obligé de rapporter la malignité de la syphilis, dans la majorité des cas, à ce je ne sais quoi d'inconnu et de tout individuel qui constitue *la prédisposition interne;* » nous voyons, dis-je, Dubuc attribuer à la contamination de la mère par le fœtus renfermé dans son sein, une importance que ne contredisent assurément pas les faits, mais son explication me paraît défectueuse; oui, la syphilis dans ces cas peut être grave, à marche rapide et maligne, mais elle l'est assez souvent aussi dans les cas où une femme contracte la vérole au moment où elle est fécondée, ou bien lorsque la syphilis est acquise pendant la grossesse ou l'accouchement et même si c'est durant un allaitement; je donnerai pour les trois cas la même explication. L'anémie, l'état cachectique, les troubles profonds de l'économie, causés à la fois par la syphilis et par l'état spécial où se trouve alors la femme, prédisposent aux manifestations graves, ulcéreuses de la syphilis, et cela, que ce soit par le vagin, la bouche, le doigt ou les seins que la victime ait été contaminée.

Je rappellerai les deux observations extraites de Hunter que j'ai citées plus haut; je publierai enfin l'observation d'une femme que mon collègue Landouzy m'a montrée dans le service de M. Lailler et dont j'ai recueilli l'observation.

Obs. XXXIV. — Syphilides malignes précoces chez une nourrice, dix-huit mois d'allaitement prolongé. — Chancre du sein. — Lésions ulcéreuses précoces (ecthyma syphilitique). — Service de M. Lailler. (Observation personnelle.)

Mme B..., âgée de 31 ans, accouchée il y a vingt-deux mois, en achevant d'allaiter son propre enfant, entreprit la nourriture d'un second. Celui-ci était malingre, il avait 2 mois, et au moment où elle le reçut, avait le corps couvert de nombreuses taches et ulcérations superficielles. La mère de cet enfant avait des boutons sur le corps. Malgré cet état, on avait méconnu, à ce qu'il paraît, la syphilis congénitale dont le nourrisson était atteint, et celui-ci détermina au sein droit de sa nourrice un chancre du mamelon s'accompagnant d'un volumineux gonflement ganglionnaire du creux axillaire. Elle prit l'enfant malade le 1er mai. La nature de l'accident du sein fut reconnue le 10 de juillet, et son état grave la contraignit de le rendre le 20 à ses parents. On a dû nouveau donné cet enfant à une nourrice; cette seconde nourrice est également contaminée. Elle a des taches sur la peau.

Le chancre induré du sein, dont on voit encore la trace près du mamelon, outre le ganglion du creux axillaire, s'accompagna de très-violents maux de tête et d'une grande faiblesse, douleurs articulaires, fièvre, perte d'appétit. La femme se purgea le 17 août, trois jours après l'apparition de ses règles, et deux jours après elle constata, dit-elle, de l'enflure des jambes, puis sur les deux jambes des boutons, des phlyctènes, deux à droite, un à gauche, et puis les jours suivants, d'autres phlyctènes et ulcérations se montrèrent. Un médecin consulté avait diagnostiqué le chancre, et prescrivit des pilules proto-iodure, le 16 août, et peut-être de l'iodure de potassium.

Depuis lors, chaque jour de nouveaux boutons apparurent sur le dos, sur les bras, la cuisse droite. Actuellement on en voit encore un grand nombre. Ceux des jambes ont l'épiderme enlevé, c'est véritablement de l'ecthyma profond, forme arrondie, très-nette, dimension, pièce de 1 franc; auréole rouge brun, fond sanieux, rougeâtre, odeur infecte, les croûtes ont été enlevées. On en compte neuf sur la jambe gauche, qui est le siége d'un état variqueux assez notable des veines profondes. Sur les avant-bras, le dos des mains, on note des phlyctènes, l'épiderme soulevé contient du pus, on dirait une torgnole. On voit en outre une éruption généralisée de syphilide papuleuse. Sur quelques-unes de ces syphilides qui ont la dimension d'une lentille, on constate à la loupe une apparence de début de vésiculation. Il y a de l'œdème généralisé indolent.

Depuis deux jours, 8 septembre 1875, elle se plaint d'une extinction de voix et d'une grande gêne pour respirer; elle avale assez facilement. Un peu de douleur à la pression du larynx. Elle a des plaques muqueuses de la vulve. Elle ne perd pas ses cheveux.

Cette femme est brune, elle est de Périgueux. Comme antécédents morbides, elle accuse une fluxion de poitrine vers 15 ans, et des accès de fièvre intermittente en 1870, qui ont duré trois mois. Elle a eu six enfants, ne tousse pas, elle est lingère, travaille assise, se nourrit bien, et vit avec son mari qui est peintre.

C'est un cas de syphilides malignes précoces survenu durant un allaitement, ayant débuté par un chancre du mamelon. Ici la gravité des accidents, leur précocité, me paraissent devoir être attribuées à l'allaitement prolongé, cause débilitante dont j'ai fourni déjà des exemples précédemment. L'état variqueux du membre gauche peut expliquer l'intensité plus grande des manifestations ulcéreuses sur ce membre.

Au commencement de l'année 1875, avant que mon attention ait été spécialement attirée vers la recherche de l'étiologie des syphilides malignes précoces, je voyais mourir, salle Saint-Jean, dans le marasme, une pauvre jeune femme de 24 ans, horriblement défigurée par la syphilis, dont on prévoyait la mort imminente depuis longtemps. Je ne retracerai pas ici les faits très-curieux d'auscultation qui pouvaient faire soupçonner la production de gommes pulmonaires puis de pneumothorax, alors qu'il ne s'agissait réellement, comme le prouva l'autopsie, que d'une tuberculisation généralisée et formation de vastes excavations pulmonaires. Je me contenterai d'appeler surtout l'attention sur les antécédents recueillis par moi sur cette malade qui d'ailleurs avait été soignée au début des accidents à l'hôpital de Lariboisière, chez M. le docteur Guyot (1).

(1) Ce travail était terminé, lorsqu'au mois de juillet M. Moret soutint à Paris sa thèse, ayant pour titre : Des manifestations syphilitiques chez la femme enceinte et les nouvelles accouchées.

Dans un travail consciencieux, M. Moret a rassemblé de nombreuses observations intéressantes. Je signalerai comme se rattachant spécialement au point de vue qui m'a préoccupé : les observations : 42, du service de M. Lancereaux à Lourcine, 44, idem., 45, service de M. Fournier, 46.

Je noterai aussi, comme venant à l'appui des considérations qui font la base de l'ensemble de ma thèse, la deuxième conclusion de cet auteur. M. Moret s'exprime ainsi : « Le plus souvent la grossesse est une condition aggravant la syphilis. Non-seulement les manifestations auxquelles elle donne lieu sont plus tenaces et plus accentuées, mais la marche de la syphilis est profondément modifiée, l'évolution en est plus rapide, l'ordre chronologique des accidents altéré. »

Obs. XXXV. — Syphilides malignes précoces. — Syphilis contractée dans la grossesse, ou immédiatement après, par une femme épuisée de fatigue. — Phthisie pulmonaire. — Excavation simulant un pneumothorax. — Service de M. Hardy (Observation personnelle.)

La nommée M... (Emma), âgée de 24 ans, fut admise dans la salle Saint-Jean, le 23 juillet 1874. C'est une femme blonde, qui était, paraît-il, d'une bonne santé autrefois; cependant son père et sa mère sont tous deux morts jeunes, ils étaient poitrinaires. Elle a une sœur qui est bien portante, mais deux autres frères sont morts en bas âge, une autre sœur est morte l'année dernière d'une fièvre typhoïde. Souvent, d'après son dire, elle éprouvait des points de côté, surtout lorsqu'elle marchait après les repas, mais elle ne toussait pas habituellement.

Au mois d'août 1871, elle fit la connaissance d'un homme avec lequel elle vécut toujours depuis : cet homme était maladif. Devenue enceinte, elle eut une grossesse heureuse ; elle accoucha en mai 1872. L'enfant vécut et n'avait aucun bouton au moment de sa naissance, mais au quatrième mois, il avait le corps couvert de boutons. L'enfant avait la syphilis ; il la communiqua à la nourrice à laquelle il avait été confié, alors que sa mère n'avait pu continuer de l'allaiter, c'est-à-dire à *un* mois.

L'enfant fut bien soigné, il va bien actuellement (1875). A l'époque où cette mère envoyait son enfant en nourrice, parce qu'elle était épuisée, elle constatait un bouton sur l'épaule droite, puis sur la gauche, puis sur l'estomac; c'était, dit-elle, comme des boutons de chaleur ; enfin elle éprouva des maux de gorge et eut des ulcérations sur les muqueuses des grandes lèvres.

Cette malade fut admise le 22 juillet 1872, chez M. Guyot, à l'hôpital Lariboisière, et mon collègue Gauderon a bien voulu me communiquer l'observation qu'il prit à cette époque; j'en extrais la relation de l'état de la malade, au moment de l'admission.

Larges pustules dans le cuir chevelu. Eruptions diverses sur la face et sur le corps. Papules avec auréole rouge, et dont le centre, de couleur grisâtre, est encore, chez quelques-unes, recouvert de l'épiderme, et pour quelques autres, est ulcéré. Plaques muqueuses de la peau et tubercules rougeâtres, durs, douloureux, qui finissent par s'ulcérer. Toutes les ulcérations sont taillées à pic et à fond grisâtre. Ulcération phagédénique au voisinage de l'anus. A cette époque on constatait en outre l'engorgement des ganglions cervicaux postérieurs et des sous-maxillaires. On vit également le col utérin, il était fongueux et saignant au moindre attouchement d'un pinceau de charpie; la lèvre antérieure du col est ulcérée, d'un aspect framboisé; « ce sont, dit M. Gauderon, de petites granulations sur le fond d'un ulcère taillé à pic, et M. Guyot n'est pas éloigné de croire que là est le point de départ de la maladie qui est certainement la syphilis. Mais c'est une syphilis maligne, par la généralisation de l'éruption ulcéreuse, sa précocité, par la débilitation profonde, la cachexie : cette femme présente cette pâleur des muqueuses particulière aux gens anémiés. Prescription : pilules proto-iodure de mercure; P. tartrate ferrico-potassique. Vin de q. q.

Je suis obligé, pour abréger, de ne pas relater la série des accidents complexes que cette femme a éprouvés dans le service de M. Guyot jusqu'au 10 octobre 1872; je ne sais ce qu'elle devint alors; mais au mois de septembre 1873, elle fut admise une première fois dans le service de M. Hardy, elle y séjourna jusqu'en février 1874. Elle toussait et expectorait des crachats purulents verdâtres, très-odorants surtout le matin. Pendant longtemps elle souffrait de point de côté et plusieurs fois elle eut des accès d'oppression. M. Hardy crut remarquer à cette époque qu'il y avait un peu d'amélioration dans les symptômes pulmonaires sous l'influence de l'administration du sirop de Gibert.

Au mois d'août 1874, elle rentra dans le service; elle éprouvait alors de violentes douleurs dans le ventre, elle toussait beaucoup, l'état général était toujours mauvais. Elle séjournait depuis cette époque au n° 71 de la salle Saint-Jean, lorsque le 21 février, elle eut tout à coup, la nuit, un violent accès d'oppression avec menace de suffocation et grande douleur dans le côté. Il y avait à peine quatre jours que je l'avais auscultée; on percevait de nombreux râles humides presque partout des deux côtés et une caverne avait été diagnostiquée à gauche. Le 22 février, au matin, l'examen de la poitrine donna les renseignements suivants :

Sonorité normale en avant sous la clavicule, percussion un peu douloureuse. Sonorité exagérée à gauche vers le creux axillaire et plus en avant dans une étendue d'environ 8 centimètres de circonférence. En arrière, sonorité normale, matité à la racine des bronches.

A l'auscultation. En avant, vers le quatrième espace intercostal et vers le creux axillaire gauche, bruits amphoriques, respiration, voix et toux. Résonnance métallique, râles humides sous-crépitants peu nombreux sous la clavicule. En arrière, respiration affaiblie à la base gauche. Gros râles crépitants à droite, respiration soufflante à la partie moyenne; râles fins disséminés peu nombreux. On réduit facilement une luxation double de la mâchoire qui s'était produite dans un effort de toux.

Le soir, je note que les espaces intercostaux très-profonds, vu la maigreur de la malade, restent concaves.

A l'auscultation, les signes amphoriques sont moins circonscrits, on les perçoit maintenant presque de haut en bas en avant et aussi dans le creux axillaire et même en arrière dans la fosse sous épineuse.

A la base en arrière, absence du murmure vésiculaire; plus haut, crépitation sèche dans la fosse sus-épineuse, râles plus gros.

2 mars. On recherche en vain la succussion hipocratique, mais persistance des signes amphoro-métalliques des plus nets.

Le 14. Je note : en avant, retentissement amphorique très-marqué, de la toux et des râles humides, dans toute la partie antéro-externe de la poitrine à gauche. En arrière, toux et râles amphoriques. Au niveau de l'épine du scapulum, et au-dessous, gros râles avec bruits plus secs, bruits de cuir neuf. A droite, respiration très-rude.

L'état général est très-mauvais.

Le 15. Diarrhée. Affaiblissement extrême. Extension des signes amphoriques.

Le 17. Nouvel accès de dyspnée, menace de suffocation.

Mort, le soir.

A l'autopsie. Phthisie pulmonaire, infiltration miliaire généralisée; pleurésie ancienne; vaste excavation à gauche. Pas de gomme, pas de lésions viscérales syphilitiques. Il n'y avait pas de pneumothorax.

On voit que cette jeune femme de 24 ans a contracté la vérole pendant *les derniers mois de sa grossesse* et qu'elle essaye pendant un mois l'*allaitement* de son enfant. Elle était née de parents tuberculeux et elle-même était *tuberculeuse.* Elle eut des accidents de syphilides malignes précoces et ce sont ces accidents qui ont hâté sa mort dans un état de cachexie lamentable. Les trois causes réunies sur un même sujet expliquent clairement l'intensité et la persistance des lésions ulcéreuses.

M. Hardy, dans une communication orale, me disait que cette forme de syphilis était peu fréquente chez les gens riches, cependant vers le mois de juin, il avait été récemment consulté par une jeune femme de province, atteinte de syphilides malignes précoces persistantes. Ce fait exceptionnel est-il une confirmation de l'influence de la porte d'entrée? Car chez cette dame on a constaté la vérole environ six semaines après un accouchement; elle avait eu un chancre de la lèvre supérieure.

Je crois avoir déjà montré un nombre suffisant d'exemples de ces cas pour pouvoir avancer que l'état lymphatique antérieur constaté chez la personne, par M. Hardy, et le fait d'un accouchement récent sont les causes efficientes des accidents. Ce fut d'ailleurs l'avis de mon maître. Aussi, tout en prescrivant un traitement spécifique, il ordonna le séjour aux eaux de Luchon dont il a plusieurs fois constaté les bons effets reconstituants dans des cas analogues.

Pour la jeune cliente de M. Hardy, comme chez la malheureuse femme de l'observation 35, un accouchement récent uni à un état lymphatique, voilà la cause des syphilides malignes précoces. L'allaitement, je l'ai indiqué, peut avoir des effets analogues, en causant l'anémie, observation 8 et 9 et celle de plus haut n° 34.

Voici un exemple démonstratif de l'influence de la débilitation causée par la grossesse et l'allaitement. Il ne s'agit plus là, il est vrai, de syphilides malignes précoces, mais d'accidents tertiaires tardifs et multiples, apparaissant par trois poussées de manifestations ulcéreuses.

Or, *deux* de ces manifestations apparurent, l'une un mois après l'accouchement à la fin de 1870, au *moment du siége*, alors que cette femme dut allaiter elle-même son enfant; l'autre en 1873, dans les derniers mois d'une quatrième grossesse survenue après cinq ans de mariage.

Obs. XXXVI. — Syphilis grave. — Accidents tertiaires tardifs, consécutifs à un chancre du dos de la main. — Influence de l'état de grossesse et de l'allaitement pour la production des accidents tertiaires. — Service de M. Hardy. (Observation personnelle.)

Une jeune fille de service, la nommée Fré..., pratiquait les accouchements à la salle Saint-Ferdinand, de l'hôpital Saint-Louis. Elle avait une écorchure sur le dos de la main et contracta un chancre de la main : c'était en 1865. Le diagnostic du chancre induré fut établi par M. Hardy, il y avait un engorgement ganglionnaire manifeste dans le creux axillaire du même côté, la malade éprouvait des troubles généraux, et enfin on constatait sur la peau des taches, une éruption papuleuse. On prescrivit alors un traitement mercuriel.

Comme antécédents, bien que n'ayant eu que des manifestation légères, cette jeune fille, née en Prusse, a l'attribut des tempéraments lymphatiques, lèvres très-épaisses, les chairs sont peu fermes. Elle a eu de la gourme pendant longtemps dans la tête. Elle a une taie légère, mais très-manifeste, sur la cornée du côté droit. De plus, elle est sujette à des poussées d'eczéma depuis longtemps.

Elle dit que ses fonctions d'infirmière étaient pénibles, qu'elle se nourrissait peu, étant d'un très-petit appétit. Enfin, lorsqu'elle connut la nature de sa maladie, elle se tourmenta beaucoup et perdit le sommeil pendant plusieurs semaines. Néanmoins, elle se crut guérie, sans doute, car en janvier 1868, elle se maria et eut un premier enfant qui vécut plusieurs années; il est mort sans avoir eu des symptômes cutanés de la syphylis. La grossesse avait été heureuse et aucun accident ne se montra avant juin 1869; c'est alors que sans cause déterminante connue, elle eut une ulcération du pied, cinq ans environ après le chancre. Cette ulcération syphilitique fut traitée par M. Hardy, et céda assez promptement au sirop de Gibert.

La jeune femme avait repris son service d'infirmière et était bien portante, lorsqu'elle devint enceinte et accoucha en septembre 1870. Le blocus de Paris la força d'allaiter elle-même ce deuxième enfant, mais il y avait à peine un mois qu'elle donnait le sein, qu'une seconde manifestation ulcéreuse se déclara; celle-ci dura huit mois, elle siégeait sur la partie latérale du thorax et l'état général fut très-altéré. Puis la syphilis cesse de l'éprouver. Une troisième grossesse, survenue en juin 1872, ne détermina aucun accident, mais lors du quatrième accouchement, le 27 octobre 1873, il y a dix-huit mois actuellement, elle avait, depuis le mois de mai, une ulcération spécifique de l'aile droite du nez, c'est-à-dire qu'au deuxième mois de sa grossesse les accidents tertiaires se manifestaient de nouveau.

Cette manifestation ulcéreuse persiste encore, juin 1875. La sous-cloison du nez a été légèrement excavée; la cloison perforée laisse communiquer largement les deux fosses nasales; l'aile du nez du côté gauche est atteinte; le voile du palais est perforé depuis deux mois; enfin, depuis un mois, sur la ligne médiane, le maxillaire supérieur est nécrosé, d'où la production d'une ulcération fistuleuse persistante, au fond de laquelle se voit l'os dénudé, tranchant, par sa couleur blanc grisâtre, avec la coloration rouge tomenteuse des gencives; la chute des dents incisives a précédé.

Entrée le 5 juin, on constate une amélioration très-manifeste, une grande tendance à la cicatrisation des ulcères sous l'influence du sirop de Gibert, avec un traitement tonique.

Je le répète, il ne s'agit pas ici de syphilides malignes précoces, je ne cite cet exemple que pour montrer la coïncidence des grossesses et leur influence sur la production des manifestations ulcéreuses chez cette femme syphilitique.

La syphilis a produit des manifestations tardives qui ont été de plus en plus graves et rebelles. Et, malgré l'origine spéciale, chancre de la main, ces accidents tardifs trouvent une explication très-manifeste dans les conditions spéciales du sujet.

Sans doute, j'aurais pu augmenter encore le nombre de mes observations démonstratives, et si j'avais une plus longue pratique, je trouverais d'autres conditions débilitantes, ayant déterminé les accidents analogues à ceux que j'ai cités; à côté de la phthisie, la convalescence des maladies, les intoxications lentes joueraient aussi sans doute, on peut le prévoir, un rôle analogue; je n'en ai pas d'exemple à citer, mais il me reste encore à produire un fait dont j'ai été le témoin, au début de mon internat, dans le service de M. Labbé, à l'hôpital de la Pitié, en 1870. J'en ai conservé le souvenir, parce que la gravité des accidents et leur marche insolite avaient frappé mon esprit ; je dois à mon ami, le Dr Coyne, mon collègue d'alors, de pouvoir en publier l'observation.

Obs. XXXVII. — Syphilides malignes précoces. Chancre de la lèvre, contracté par un homme de 52 ans. — Hôpital de la Pitié, service de M. Labbé. (Observation recueillie par Coyne.)

Le nommé L... (Eugène), entré le 15 juin 1872, salle Saint-Gabriel, n° 36, est atteint de syphilis et présente des accidents tertiaires précoces, depuis deux mois, sur tout le corps.

Cet homme, âgé de 52 ans, père de famille, d'aspect très-débilité, présente sur la face interne de la lèvre supérieure, au voisinage de la commissure gauche, une plaque grisâtre, de la largeur d'une pièce de 1 franc, elle est indurée à sa base, ne suppure pas, elle apparut avant les boutons qu'il a actuellement sur le corps. C'est un chancre.

En interrogeant ce malade, on apprend que ce chancre de la lèvre est survenu à la suite de caresses que le malade a pratiquées avec sa bouche ; quelques jours après ces attouchements insolites, il s'est aperçu qu'il avait, en cet endroit, une petite écorchure. Celle-ci a grandi peu à peu et a mis un mois environ à acquérir le développement actuel. Rien à la verge ; rien à l'anus.

Les ganglions cervicaux sont tuméfiés, surtout du côté de la lésion de la bouche. Les ganglions de l'aine sont également engorgés. Plaques muqueuses du voile du palais et sur les amygdales. Chute des cheveux récente. Croûtes sur le cuir chevelu. Papules disséminées sur la peau. Ulcérations sur le scrotum.

Apparition du rupia à la face interne de la jambe droite et sur le bras droit, grandeur d'une pièce de 1 franc. Rupia nasal et ulcération de l'aile du nez. Ces accidents sont notés le 23 septembre 1872, alors que le chancre existait encore en juillet.

C'est par cette observation de syphilides malignes précoces chez un homme de 52 ans que je termine la longue série des faits graves et insolites que j'ai recueillis pour ce travail.

La cause de la gravité existait ici dans l'âge du malade et aussi je m'en souviens dans le chagrin qu'éprouvait ce père de famille d'être atteint de syphilis et surtout d'une manière qui le déconsidérait aux yeux des siens. Le chagrin et ses conséquences, l'âge de la victime et par suite une résistance moindre aux causes de débilitation : telles sont, pour ce malade, les causes occasionnelles qui déterminèrent la précocité des accidents ulcéreux. Cette fois encore, comme dans mes autres observations, on reconnaît l'*influence du terrain* : la misère physiologique quelle qu'en soit l'origine.

CONCLUSIONS.

En terminant ce travail, je crois utile de résumer en quelques propositions les différents points que j'ai étudiés. Je pense être suffisamment autorisé, par les faits que j'ai publiés, à poser les conclusions suivantes :

Les syphilides malignes précoces qui se sont rencontrées en assez grand nombre à mon observation se sont déclarées toujours chez des gens dont l'organisme était débilité.

Le lymphatisme, la scrofule, l'allaitement, la grossesse et bien souvent l'alcoolisme, la débauche, les chagrins, l'âge avancé, la maladie, la misère au moment de la contamination ou peu de temps après, sont les causes fréquentes de la précocité des accidents ulcéreux de la peau chez les syphilitiques, et cela, quelle que soit l'origine du virus et quel qu'ait été le mode de contamination.

Les mêmes causes survenant dans le cours de la syphilis en aggravent le pronostic et font apparaître les manifestations ulcéreuses.

De là, la nécessité de se préoccuper beaucoup de l'hygiène des malades atteints de syphilis et les quelques succès incontestables du traitement tonique à l'exclusion de tout traitement spécifique.

Telle est là conviction qui résulte pour moi de cette étude, mais je n'irai pas plus loin : et si je constate l'opportunité absolue de relever les forces du malade et d'améliorer le terrain, j'ai vu trop souvent les immenses ressources que présente un *traitement mercuriel* bien dirigé pour être de l'avis de ceux qui en méconnaissent les bienfaits.

Je rappellerai toutefois que dans les cas très-graves, il est quelquefois prudent de ne pas administrer immédiatement les préparations hydrargyriques et que vouloir quand même faire absorber du mercure alors qu'il n'est pas toléré par le malade, qu'il cause de la diarrhée et de la dyspepsie, serait une pratique dangereuse et nuisible.

Le traitement des syphilides malignes précoces est un traitement mixte, et c'est le sirop de Gibert à la dose de une ou deux cuillerées par jour, associé au quinquina, aux diverses préparations amères et toniques, dans les cas dont j'ai rapporté les sérieuses complications, qui a déterminé souvent la cicatrisation rapide des ulcérations; parfois, il est vrai, c'est seulement après de longs mois qu'il a pu faire disparaître les poussées ulcéreuses, graves, persistantes de la syphilis maligne. Les eaux sulfureuses sont aussi de puissants auxiliaires.

Telles sont les déductions pratiques qui ressortent de mes recherches cliniques sur l'étiologie des *syphilides malignes précoces.*

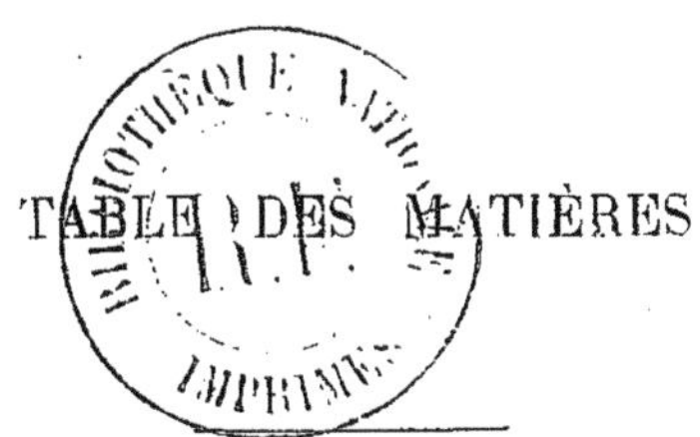

TABLE DES MATIÈRES

PAGES.

INTRODUCTION 5

CHAPITRE PREMIER. — La gravité de la syphilis dépend-elle de la force du virus ?...................... 9

Observations I à V.

CHAPITRE II — Le siége du chancre initial a-t-il une influence sur la gravité des accidents consécutifs ?. 24

Observations VI à XI.

CHAPITRE III. — Quelle est l'influence du terrain........... 41

Observations XII à XXXVII.

Tableau résumé des observations.................. 42

CONCLUSIONS 97

Paris. — A. PARENT, imprimeur de la Faculté de médecine, rue Monsieur-le-Prince, 31.

BASSEREAU (Léon). **Traité des affections de la peau symptomatiques de la syphilis.** Paris, 1852, in-8. 7 fr. 50

BASSEREAU (Edmond). **Origine de la syphilis.** 1873, in-8 de 49 p. 1 fr. 50

CAILLAULT. **Traité pratique des maladies de la peau chez les enfants.** 1859, in-18 de 400 pages. 3 fr. 50

CHAUSIT. **Traité élémentaire des maladies de la peau,** par le Dr CHAUSIT, d'après l'enseignement théorique et les leçons cliniques de M. le Dr A. Cazenave, médecin de l'hôpital Saint-Louis. 1853, 1 vol. in-8, XII-448 pages. 3 fr.

DIDAY. **Exposition critique et pratique des nouvelles doctrines sur la syphilis,** suivie d'un Essai sur de nouveaux moyens préservatifs des maladies vénériennes. 1858, in-18 jésus de 560 p. 4 fr.

HARDY (Alfred). **De quelques modifications à introduire dans l'enseignement médical officiel** et particulièrement dans l'enseignement de la Faculté de médecine de Paris. 1875, in-8 de 16 p. 50 c.

HUNTER (J.). **Œuvres complètes,** traduites de l'anglais par le Dr RICHELOT. 1843, 4 vol. in-8 avec atlas in-4 de 64 planches. 40 fr.

IZARD (A.-A.). **Nouveau traitement de la maladie vénérienne et des syphilides ulcéreuses** par l'iodoforme. 1871, in-8 de 46 p. 1 fr. 50

JEANNEL. **De la prostitution dans les grandes villes au XIXe siècle,** et de l'extinction des maladies vénériennes. *Deuxième édition.* 1874, 1 vol. in-18 jésus X-648 p., avec fig. 5 fr.

JEANNEL. **Formulaire officinal et magistral international,** comprenant environ quatre mille formules tirées des pharmacopées légales de la France et de l'étranger, ou empruntées à la pratique des thérapeutistes et des pharmacologistes, avec les indications thérapeutiques, les doses de substances simples et composées, le mode d'administration, l'emploi des médicaments nouveaux, etc., suivi d'un mémorial thérapeutique. 1870, in-18 de XLIX-976 pages, cart. 6 fr.

RICORD. **Lettres sur la syphilis.** *Troisième édition.* 1863, in-18 de VI-558 pages. 4 fr.

ROBERT. **Nouveau traité sur les maladies vénériennes,** d'après les documents puisés dans la clinique de M. Ricord et dans les services hospitaliers de Marseille, suivi d'un Appendice sur la syphilisation et la prophylaxie syphilitique, et d'un formulaire spécial, par Melchior ROBERT, professeur à l'École de médecine de Marseille. 1861, in-8 de 788 pages. 9 fr.

Syphilis vaccinale (de la). Communications à l'Académie de médecine, par MM. DEPAUL, RICORD, BLOT, Jules GUÉRIN, TROUSSEAU, DEVERGIE, BRIQUET, GIBERT, BOUVIER, BOUSQUET, suivies de mémoires sur la transmission de la syphilis par la vaccination et la vaccination animale, par MM. A. VIENNOIS (de Lyon), PELLIZARI (de Florence), PALASCIANO (de Naples), PHILIPPEAUX (de Lyon) et AUZIAS-TURENNE. 1865, in-8 de 392 p. 6 fr.

WOILLEZ. **Dictionnaire de diagnostic médical,** comprenant le diagnostic raisonné de chaque maladie, leurs signes, les méthodes d'exploration et l'étude du diagnostic par organe et par région, *Deuxième édition.* 1870, in-8 de VI-1114 pages avec 310 figures. 16 fr.

Paris. A. PARENT, imprimeur de la Faculté de Médecine, rue M.-le-Prince, 31.

www.ingramcontent.com/pod-product-compliance
Ingram Content Group UK Ltd.
Pitfield, Milton Keynes, MK11 3LW, UK
UKHW020159200726
13856UKWH00003B/1089

9 782011 945839